마침내,
통증 잡다

마침내,
통증 잡다

심규화 지음

베가북스
VegaBooks

추천의 글

근골격계 질환은 대부분이 나이가 들면서 생기는 퇴행성 질환이다. 이는 곧 모든 사람이 한 번쯤은 겪을 수 있는 질환이라는 뜻이다. 근골격계의 모든 치료는 약, 물리치료, 주사 치료, 수술로 진행되지만, 그보다 가장 선행하는 치료 그리고 동반되는 치료 방법은 바로 재활운동이다. 이 책을 통해 독자들이 재활운동에 대한 이해에 도움이 되길 바란다.

박상언, 이수 연세바른병원 정형외과 원장

이 책에 소개된 소도구 활용법을 꾸준히 활용한다면 신체 기능의 향상은 물론 건강한 아름다움을 받을 것이다.

배현숙, 성신여자대학교 뷰티융합학과 교수

근골격계 질환은 인간이 일생을 살아가면서 가장 많이 고통받는 질환이다. 정형외과나 재활/통증의학과 등에서 치료를 담당하고 있지만 요즈음 주목받는 것이 운동이다. 선진국에선 'EIM(Exercise Is Medicine, 운동이 의학이다)'이라는 슬로건으로 운동 치료를 보급하고 있고 우리나라 의학계에서도 관심이 많다. 건강이 중요한 시대! 명쾌한 운동 접근 방법으로 통증으로부터 건강해지길 원하는 많은 사람에게 도움이 될 이 책이 매우 반갑다.

신규철, 청담 제일정형외과병원장

오랫동안 프로 골프 선수로 활동하면서 좋은 경기력을 보여 주기 위해 몸 컨디션 관리에 늘 신경을 썼었습니다. 그러한 부분에 있어 골프를 잘하고자 하시는 모든 분들에게 이 책은 어떻게 하면 컨디셔닝 관리를 잘할 수 있는지 쉽게 알려주기 때문에 기량을 향상하고 싶으신 분들에게 도움이 될 책이라고 생각합니다.

양수진, 한국여자프로골프협회(KLPGA) 프로 골퍼 과도하게 운동을 하든 어떠한 이유인지는 확실히 몰라도 통증이 종종 있었습니다. 하지만 그때마다 병원에 가거나 전문가에게 관리를 받는다는 것이 시간적인 부분에서 어려움이 있었습니다. 그래서 늘 나의 몸은 내가 신경을 많이 쓰고 꾸준히 관리했었는데 이 책은 그러한 부분에서 저한테도 그렇고 남들에게도 추천하고 싶을 정도로 잘 구성되어 있어 앞으로 운동하는 데 많은 도움이 될 것 같습니다.

• 이대명, 국가대표 사격 선수 · 아시안게임 금메달리스트 •

운동을 오래 하다 보니 통증이 잦았는데 그때마다 재활운동으로 통증을 관리했습니다. 하지만 그러한 재활 운동은 전문 트레이너의 도움을 받지 않으면 어떻게 해야 하는지 어려움을 느끼고는 했죠. 이 책은 그러한 면에서 알기 쉽게 잘 구성된 책인 것 같아서 많은 분에게 도움이 될 것 같습니다.

• 윤빛가람, 상주상무프로축구단 선수 •

오랜 시간 운동선수로 활동하면서 통증이 잦았습니다. 10년이 넘는 시간을 운동하다 보니 자체적으로 나를 체크하고 관리하며 또는 전문가를 통해 해결했었습니다. 그러나 잦은 해외 시합과 원정 경기를 통해서 전문가에게 직접 통증을 관리받는 게 어려웠죠. 이 책은 그런 저에게 꼭 필요한 책인 거 같아 너무 반가운 생각이 드네요. 책을 잘 활용하고 통증을 완화해 더 좋은 기록을 낼 수 있는 하나의 기반이 될 것 같습니다.

• 전영은, 국가대표 육상(경보) 금메달리스트 •

운동이 중요하다는 것은 잘 알려져 있다. 하지만 잘못된 운동을 열심히 한다면 오히려 근육의 불균형 등으로 통증이 생길 수 있다. 그래서 어떤 운동이라도 무조건 하는 것은 좋은 것이 아니고, 건강해지기 위한 올바른 운동과 함께 근육의 불균형을 풀어주고 강화해 주는 것이 중요하다. 이 책은 이러한 부분에 관련된 정보를 누구나 쉽게 활용하도록 명쾌하게 제공한다. 혼자서도 통증 잡는 운동을 하고 싶은 분에게 적극 추천한다.

• 장혁기, 서울여자대학교 체육학과 교수 •

최근 인터넷과 스마트 폰의 보급으로 건강에 대한 정보를 쉽게 얻을 수 있다. 하지만 그 정보들의 정확성과 효율성이 떨어지는 경우가 많다. 이 책은 아직 병원에서의 적극적인 치료가 필요하지 않은 분들과 앞으로의 건강을 위해 운동을 시작하고자 생각하는 분들에게 아주 유용하고 효율적인 책이라고 생각하고 추천해 드린다.

정구황, 분당 바른세상병원 정형외과 원장 •

20여 년간 많은 프로 운동선수들을 트레이닝했던 트레이너이자 스포츠 선수로 기량을 발휘하는데 부상으로 경기에 뛰지 못하거나 은퇴를 하는 선수들을 많이 봐왔습니다. 이러한 상황 속에서 운동선수들은 예방 차원에서 약한 근육이나 불균형을 맞추기 위해 보강 운동을 하는 게 당연시되고 있죠. 일반인분들은 아직 예방적인 부분보다는 다치고 나서 운동에 접하게 되는 경우가 많은 것 같습니다. 이 책은 독자 여러분들에게 그러한 부분에서 도움을 줄 수 있습니다. 이 책을 보시고 아프고 나서 운동을 하는 것이 아닌, 예방 차원에서의 운동을 시작하는 게 좋을 것 같습니다.

정종일, 대한항공 점보스 프로배구단 트레이너 •

어렸을 때부터 운동을 하면서 여러 가지 잔 통증이 있었고 그때마다 병원에 가서 물리치료를 받았습니다. 하지만 근본적으로 약한 근육이나 불균형에 대한 운동적으로 접근하지 않으면 다시 아팠습니다. 통증을 해결하는 데는 치료뿐만 아니라 재활운동이 중요합니다. 이 책에서는 상황에 따라 어떻게 통증을 관리하고 해소해야 하는지 명확하게 이야기해줘 재활운동을 잘 모르는 사람들도 쉽게 이해할 것 같습니다.

정진화, 국가대표 근대5종 세계선수권 금메달리스트 •

여러 연예인(김영희, 김인석, 김재우 등)의 몸을 책임지는 현직 트레이너로서, 다이어트를 하길 원하는 많은 사람의 이야기를 듣고 몸 상태를 보면 만성적인 통증들을 발견합니다. 이러한 상황에서 저는 수업을 진행할 때 몸의 불균형을 맞춰주는 것이 먼저 되어야 하고, 그다음으로 다이어트를 하는 것이 중요하다고 생각합니다. 이 책은 신체의 불균형을 가진 사람들이 집에서도·혼자서 운동할 수 있게 알기 쉽게 설명해줘 독자 여러분께 적극적으로 추천합니다.

· **조명기**, 8주간의 기적 연예인 전문 트레이너 ·

어린 시절부터 지금까지 오랜 시간을 운동선수로서 생활하며 부상에 대한 생각이 크게 자리 잡고 있지 않았었습니다. 하지만 프로에 오면서 지금은 부상을 예방하는 것이 선수 생활을 길게 유지하는 데 가장 큰 역할을 한다고 생각합니다. 부상을 방지하기 위해서는 치료도 중요하지만, 저는 운동으로서 통증을 완화하는 것이 최고의 치료가 됐습니다. 이 책은 그런 운동 치료에 대해서 자세히 설명해줘 모든 운동선수들에게 최고의 책이 되지 않을까 생각됩니다.

· **한선수**, 대한항공 점보스 프로배구단 선수 ·

스포츠 아나운서로서 일하며 많은 운동선수들을 지켜봤을 때, 운동을 하더라도 제대로 통증을 유발하지 않는 자세와 그 범위 내에서 하는 것, 만성적인 근골격계 통증을 완화하며 운동하는 것이 중요함을 느꼈습니다. 이 책을 통해 운동선수뿐만 아니라 남녀노소 올바르게 신체 기능을 향상하는 방법을 알아 가면 좋을 것 같습니다.

· **홍재경**, SBS SPORTS/GOLF 아나운서 ·

건강이 중요한 시대입니다. 운동을 통해 건강을 얻는 것은 당연하지만 어떤 운동을 해야 다치지 않게 하는지에 대한 부분은 잘 몰랐습니다. 이 책에서는 운동 접근방법에 대해 명쾌하게 서술했다. 통증이 있어 운동으로 건강해지고 싶다면 이 책을 적극적으로 추천합니다.

· **홍정호**, 전북 현대 모터스 축구단 선수 ·

모든 한국인은 예비 통증환자다

"당신은 바른 자세인가요?"

누군가 이렇게 물어본다면 거의 대부분이 "아니요"라고 할 정도로 요즘 우리 몸은 점점 무너져가고 있다.

다행스럽게도 요즘 들어 체형에 대한 관심이 높아지고 있다. 체형 불균형은 10대 아이들부터 80세 노인까지 나이가 많고 적음을 떠나 꾸준히 늘어나는 추세다. 잘못된 생활 방식으로 인한 어깨가 앞으로 말려 들어가거나 병원에서 흔히 이야기하는 거북목(일자목) 등이 대표적인 증상이다.

얼마 전 필자가 일하는 스포츠 재활센터에 왔던 고객들을 살펴보면 측만증이 심해져서 온 중학교 1학년 여학생이 있고, 다리가 X자로 심하게 휜 24살 대학생도 있다. 두 사람 모두 외관상 보기에도 좋지 않지만, 일상생활을 하면서 통증이 자주 발생하고 몸이 뜻대로 잘 움직이지 않았던 적이 많았다고 한다.

한국갤럽조사연구소에 따르면 스마트폰의 보급이 확산되면서 나이의 불문 없이 스마트폰 사용률은 증가하고 있다.

사무 전산화로 인한 PC 사용, 스마트폰 보급률과 활용도의 증가, 주 52시간으로의

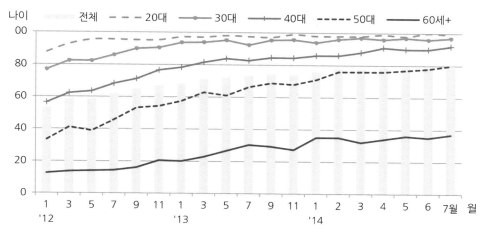

〈스마트폰 사용률 추이-월별, 나이별〉

*한국갤럽 데일리 오피니언 조사 월별 통합 집계 결과. 2012년과 2013년은 홀수월만 제시
*월별 조사 사례수는 최소 3,142명에서 최대 7,831명(표본오차 ±1.8~1.1%포인트, 95% 신뢰수준)

근무 시간 단축 확산 등으로 현대인의 기본 생활문화가 크게 바뀐 것이 주된 원인 중 하나다. 삶의 기본 요소인 의식주는 물론, 영화·음악 등의 문화 활동의 수요가 높아지고, 카카오톡을 비롯한 소셜네트워크서비스(SNS)의 확산도 스마트폰의 보급률을 높였다. 과도한 업무량에 따른 컴퓨터를 사용하는 시간의 증가, 특히 잠자는 시간을 제외하고는 스마트폰을 놓지 않는 습관 등은 우리나라 통증 환자들의 비율을 높이는 데 큰 영향을 끼쳤다.

이처럼 스마트폰, 컴퓨터의 발달과 좌식 생활로 신체의 움직임이 제한되면서 점점 불균형이 나타나지만, 현대 사회인은 그 자세에 익숙해지고 적응해버려 스스로가 통증이 있는지 없는지조차 모르게 돼버렸다.

하지만 누구나 한 번쯤은 어깨가 결리고, 허리가 뻐근하거나 찌뿌둥했던 경험을 해봤으리라 생각한다. 이러한 신호는 결국 우리 몸에 문제가 생겼다는 것을 말해주는 것이다.

차례

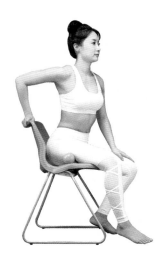

Chapter 03
나 스스로 통증 해결하기

Epilogue

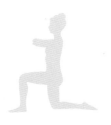

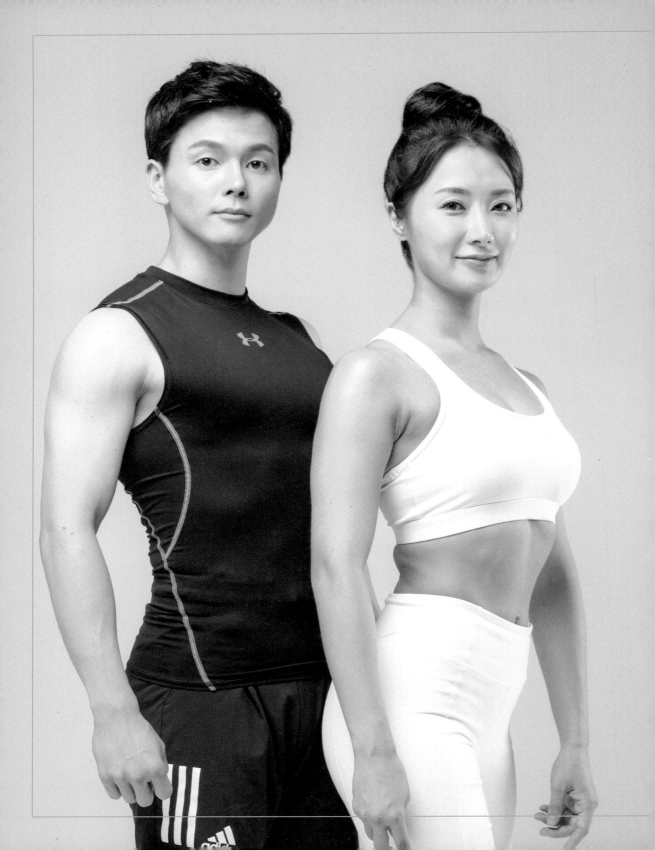

현대인의 자세와 통증의 문제점

스마트폰 열풍과 컴퓨터 작업의 증가 등으로 몸에 이상 신호가 늘어나고
있다. 몸의 이상 신호는 그 균형이 무너져간다는 것, 이는 통증의 주된
원인이다. 일상생활에서 무의식적으로 반복되는 특정 동작은 해당 근육
군을 자극하고 통증으로 나타난다. 하루 5분 운동에 시간을 투자한다면,
혼자서 간편하게 건강하고 행복한 삶을 누릴 수 있다.

내 몸이 안 아프다고 자신하는 그 순간, 몸에서는 통증이 점점 자라나고 있다.

사람은 누구나 나이가 들면 몸 여기저기가 아프게 되지만, 대부분은 자기가 아프다는 것을 인지하지 못한다.

실례로 많은 사람에게 "어디가 아프신가요?"라고 물어보면 대부분 "단순히 어깨가 좀 굳거나 허리가 뻐근한 적은 있지만, 크게 아픈 데는 없어요"라고 말하는 분들이 많다.

저자는 이런 몸의 증상을 큰 부상이 오기 전에 나타나는 몸의 신호라고 부르고 싶다. 몸에 이상 신호가 나타난다는 것은 점점 몸의 균형이 무너져간다는 것을 의미하므로 가끔 혹은 작게라도 몸의 신호가 나타나면 이를 무시해서는 안 된다. ('몸의 균형'이라는 부분은 신체의 여러 요소를 함축하지만, 단순히 체형적인 부분이라고 생각해도 좋다.)

보통은 손상(부상)이 오는 경우를 크게 급성 손상(Acute Injury)과 만성 손상(chronic Injury)으로 나눌 수가 있는데, 몸의 신호라는 부분에서는 만성 손상에 국한된 내용이라고 생각할 수 있을 것이다. (급성 손상은 의도치 않게 온다고 생각하기 때문이다.)

하지만 급성 손상 또한 외력의 의한 손상(교통사고, 충돌과 타박상 등)이 아닌 경우(발목이 접질리는 경우나 허리가 삐끗하는 경우 등)는 몸의 균형이 무너지면서 일어난다. 그래서 몸의 신호를 잘 체크해서 다치지 않게 예방하는 것이 중요하다.

'이 정도 통증은 견딜 만해서 괜찮아, 이 정도 통증은 누구나 다 있어'라는 안일한 생각으로 몸의 신호(통증)를 무시한다면 나중에 큰 부상을 당할 확률이 높다.

이러한 상황에서 적절한 운동은 부상 예방에 대한 연금보험이라고 생각한다.

예를 들어 허리 근육을 보강하는 운동을 안 해서 나중에 디스크가 탈출되거나, 척추측만증 혹은 척추전방전위증 등의 질환으로 발전할 수 있다. 그러면 병원에 가서 수술 혹은 물리·주사치료 등의 치료가 필요하게 되는데, 비용적인 부분에서도 크게 부담이 될 것이며, 수술적으로도 정신적인 면에서 부담스러울 수 있다.

이 책에서 소개하는 운동법들은 통증을 감소시키는 데도 도움이 되지만, 부상 예방을 위한 부분에 초점을 맞춘다는 것이 가장 중요하다. 통증 없는 건강한 삶을 원한다면 이 책이 많은 도움이 될 것이다. 꾸준히 운동을 따라 하다 보면 효과적으로 부상을 예방할 수 있다.

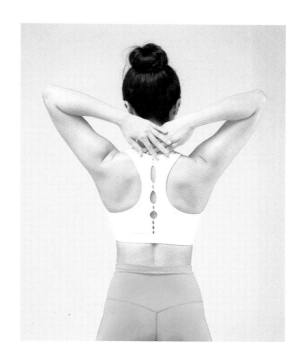

마사지볼, 폼롤러, 맨몸운동이란?

1. 마사지볼
What´s Massage Ball?

마사지볼은 테니스공과 같이 작은 공의 도구로 주변에서 쉽게 구할 수 있다. 마사지볼의 적용법을 알면 운동 전, 기상 후, 취침 전에도 몸의 기능을 효과적으로 향상시키고 회복시킬 수 있다.

왜 필요한가?

마사지볼을 이용해 자가근막 이완방법으로 통증유발점(Trigger Point)에 마사지볼을 위치시키고 압력을 가한다. 그런 다음 허혈성 압박을 통해 통증유발점을 제거하는 데 효과적으로 적용할 수 있다.

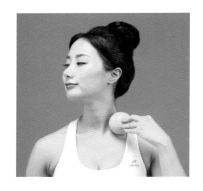

어떻게 적용해야 할까?

마사지볼을 통증이 느껴지는 부위에 30초~1분 정도 그 주변을 움직이면서 적용한다. 통증이 너무 강하게 느껴질 때는 마사지볼을 소프트한 것으로 바꿔준다.

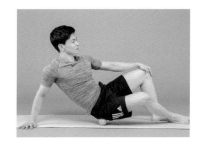

2. 폼롤러
What's FormRoller?

폼롤러는 원통형 모양의 도구로서 자가근막 이완법으로 스트레칭을 할 때 사용되며, 목표 부위에 폼롤러를 위치시키고 이를 통해 압력을 가한다. 그 외에도 스트레칭 시 정확한 자세를 유지하기 위해서도 사용한다. 폼롤러는 원통 모양이어야 하고 쿠션 기능이 있어야 하지만, 누르거나 압박을 줬을 때 모양이 쉽게 변형되는 것은 피하는 것이 좋다.

요가, 필라테스, 헬스 등 여러 분야에서 폼롤러는 통증 케어와 소도구 운동을 위한 도구로 다양하게 쓰이고 있다.

왜 필요한가?

통증은 과도하게 반복되는 행동패턴과 좌업 생활로 인한 자세의 불균형으로 발생한다. 이때 폼롤러를 활용해 자가근막을 이완해주면 근육의 불균형이 발생하는 것을 감소시키고, 관절 기능 장애와 과다한 사용으로 인한 상해의 발생 빈도 수를 감소시킨다.

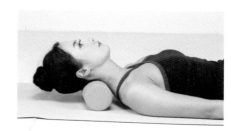

어떻게 적용해야 할까?

폼롤러를 이용해서 이완하려는 부위에 30초~1분 정도 적용하고 강화하기 위해서는 운동당 10~15회 정도 실시한다.

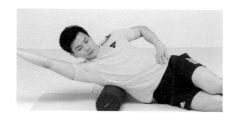

3. 맨몸운동

What's 맨몸운동?

예전에는 운동을 바라보는 시각에서 다이어트가 주된 키워드였다면, 요즘에는 체형 교정이라는 말이 주된 관심사로 떠오르고 있다. 그만큼 체형을 바로 잡고자 하는 사람들이 많이 늘어났다. 그 이유는 현대사회가 발달할수록 우리 몸은 편해지지만, 반대로 자세의 불균형 등으로 행동 패턴이 무너져 근골격계 통증에 점점 노출되기 때문이다.

맨몸운동을 통해 우리가 원래 가졌던 움직임을 회복해 우리의 잘못된 행동과 자세로 틀어진 몸을 바로 잡고 체형을 바로 세우는 데 의의를 둔다.

일반적인 다이어트나 보디빌딩과 같이 근육을 크게 키우는 운동이라기보다는 신체의 제한된 부분을 해소하고, 그 기능을 향상시키는 데 목적이 있다.

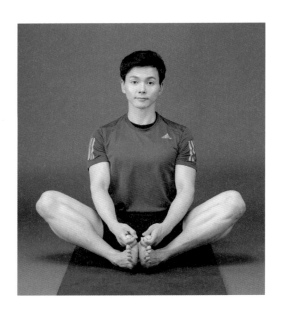

왜 필요한가?

나이가 들거나 잘못된 행동 패턴에 따라 콜라겐섬유의 탄성을 잃게 되고, 동작의 제한으로 인한 유착 현상이 일어난다. 또한 부상이나 수술로 관절을 고정하면 그로 인해 유착과 협착이 일어나 ROM(range of motion, 관절가동범위)이 감소돼 통증이 생기는데 체형 교정운동을 통해서 ROM과 통증을 회복시킬 수 있다.

얻게 되는 장점

기계적 수용기를 자극해 통증을 줄여 다른 운동이나 신체 활동을 보다 잘 수행하게 한다. ROM이 증가해 가동범위가 늘어나면 신체 기능이 향상되고, 윤활제 역할을 통해 유착된 부분이 해소된다.

어떻게 적용해야 할까?

맨몸운동은 스트레칭과는 다르게 정해진 횟수 내에서는 멈추지 말고 지속해서 움직여야 한다. 1회당 움직이는 횟수는 6~10회 정도로 한다.

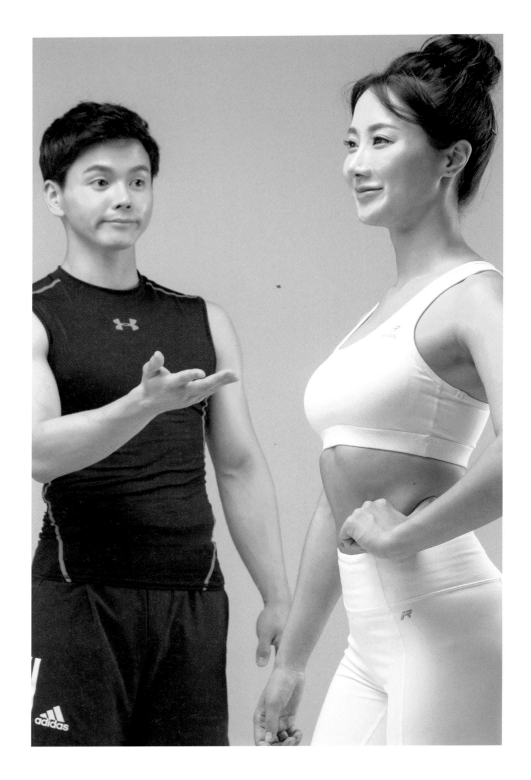

통증 자가 검진법

1. 평소에 어깨가 자주 결린다. YES ☐ NO ☐

2. 자기 몸이 틀어짐을 느끼고 있다. YES ☐ NO ☐

3. 팔자 다리로 걷는다. YES ☐ NO ☐

4. 손목이 시큰시큰하다. YES ☐ NO ☐

5. 어깨를 들어 올리는 게 불편하다. YES ☐ NO ☐

6. 허리가 굳어가는 느낌이 자주 든다. YES ☐ NO ☐

7. 바지가 자주 돌아가거나 한쪽이 내려가 있다. YES ☐ NO ☐

8. 무릎이 잘 구부러지지 않는다. YES ☐ NO ☐

9. 거울을 봤을 때 몸이 앞으로 구부러져 있다. YES ☐ NO ☐

10. 목이 항상 아프다. YES ☐ NO ☐

YES의 개수 7~10개 : 체형 불균형 고위험군
4~6개 : 체형 불균형 중위험군
1~3개 : 체형 불균형 저위험군

부위별 통증 자가 검진법

부위별로 체크해야 할 검진법으로써 'Yes'가 하나라도 있다면 그 부위에 불균형 또는 통증이 있거나 차후에 통증이 발생될 것이라고 생각하면 된다.

목·어깨 통증 자가 검진법

1. 한손을 반대편 어깨에 올리고 팔꿈치를 올려준다.
   이때 통증이 발생되는가?
   YES ☐ NO ☐

2. 한손은 머리 뒤로, 한손은 뒷짐을 져서 손 사이 공
   간이 손바닥을 넘어서는가?
   YES ☐ NO ☐

3. 양팔과 팔꿈치를 90도 구부린 후 1분간 잼잼이를 했
   을 때 손끝이 저리거나 어깨나 팔꿈치가 저리는가?
   YES ☐ NO ☐

4. 팔꿈치를 구부리고 반대편 어깨로 손을 보낼 때
   손바닥 중간이 어깨선을 넘지 않는가?
   YES ☐ NO ☐

허리 통증 자가 검진법

1. 누워서 한 다리를 들 때 통증이 발생되거나 허벅
   지 뒤가 찌릿하거나 시큰거린다.
   YES ☐   NO ☐

2. 누워서 한 다리를 들 때 다리가 60도 이상 올라가
   지 않는가?
   YES ☐   NO ☐

3. 허리를 숙이거나 펼 때 통증이 생기는가?
   YES ☐   NO ☐

4. 서서 허리를 회전할 때 한쪽만 잘 돌아가는가?
   YES ☐   NO ☐

5. 생활하다 보면 바지나 치마가 높이가 안 맞거나
   잘 돌아가는가?
   YES ☐   NO ☐

무릎 통증 자가 검진법

1. 앉았다가 일어날 때 무릎이 무기력하거나 시큰
   하다.
   YES ☐　　NO ☐

2. 외발 서기 후 무릎을 구부릴 수가 없다.
   YES ☐　　NO ☐

3. 걸을 때 무릎이 불안하다.
   YES ☐　　NO ☐

4. 무릎이 잘 구부러지지도 펴지지도 않는다. 심지
   어 뻑뻑한 느낌이다.
   YES ☐　　NO ☐

5. 무릎 주변에 알게 모르게 통증이 생긴다.
   YES ☐　　NO ☐

발목 통증 자가 검진법

1. 발목이 걸을 때 자주 삐는 편이다.

   YES ☐   NO ☐

2. 발목 주변에 알게 모르게 통증이 생긴다.

   YES ☐   NO ☐

3. 발바닥이 자주 피로하고 아프다.

   YES ☐   NO ☐

4. 신발 뒷굽이 한쪽만 닳는다.

   YES ☐   NO ☐

5. 팔자걸음이나 안짱걸음으로 걷는다.

   YES ☐   NO ☐

통증은 왜 발생하는가?
하루 5~15분 맨몸운동으로 통증을 개선하자.

센터에 오신 손님들에게 "어디가 어떻게 아프신가요?"라고 질문을 해본다. 이에 대한 답변은 10명 중의 7명이 특별한 외상은 없지만 어느 순간부터 아프게 됐다고 이야기한다. 그만큼 통증은 급성손상보다는 만성손상의 비율이 현저하게 높은 것을 알 수 있다.

대체로 아픈 사람들의 이력을 보면 어떤 운동이나 행동을 심하게 해서 아픈 경우도 있지만, 그냥 생활하면서 또는 사무 업무를 보다 보니 점점 통증이 생기는 경우가 많다. 대부분 운전을 많이 하는 등의 뚜렷한 원인보다는 보편적으로 일상 생활하다가 아픈 경우들이 점점 많아지는 추세다.

우리 주변에는 이처럼 통증의 원인을 정확하게 모르는 사람들이 의외로 많다. 통증은 외상으로 인한 근골격계 통증도 있지만, 적금처럼 차곡차곡 한 가지 동작, 예를 들면 다리를 꼬고 앉는다던가, 허리를 앞으로 말려서 앉는 경우 또는 특정 동작으로도 발생한다.

치과의사의 경우 진료할 때 왼팔을 자주 들고, 컴퓨터를 하는 사람들은 손을 엎침(회내)을 시켜서 키보드를 치는 등의 동작을 지속해서 수행하게 된다. 이러한 동작에 쓰이는 근육군이 과하게 활성화되면 통증이 생긴다. 몸의 어떠한 동작을 제한하면서 움직임을 방해하기 때문에 생기는 것이 통증이다. 이 상태를 두고 '유착이 형성됐다'고 말한다. 유착은 특정 근육을 과하게 사용해 그 주변의 연부조직들이 손상되고 회복과정에서 비정상적으로 변화하는 것을 의미한다.

유착이 형성되면 그 주변 연부조직이 약화되고 비탄력성 조직으로 변화해 탄성이 감소한다. 그로 인해 근섬유가 신장할 때 제한을 해서 가동성이 떨어진다.

유착의 결과로는 상반 억제(Reciprocal inhibition)가 변화하면서 길이와 장력이 변하고 우세 협력이 일어나서 우리 몸 곳곳에 짝힘이 생긴다. 짝힘은 관절 운동장애를 일으키고 이에 따라 통증이 발생한다. 이렇게 연부조직들이 장력 발생 선에 따라 늘어서는 상태를 '데이비스 법칙'이라고 한다.

센터를 찾는 새로운 고객은 저에게 늘 똑같은 질문을 한다.

"일주일에 몇 번이나 운동해야 할까요?"

"몇 번 운동을 진행하면 몸이 좋아질까요?"

다양한 질문 가운데 이 2가지는 공통적이다. 여기서 저는 항상 "일주일에 세 번을 권장하되, 한 번이든 세 번이든 안 하는 것보다는 낫다. 일단 운동을 시작하고, 본인 스케줄에 맞춰서 오시는 게 좋다"라고 말한다. 그리고 "과연 몸이 좋아질까요?"라는 질문에는 "단 한 번을 해도 좋아진다"라고 답한다.

물론 단 한 번으로 몸 상태가 확 좋아질 수는 없다. 하지만 아무것도 하지 않고 그냥 아픈 상태로 계속 지내는 것보다는 그래도 뭔가 통증을 완화하기 위해 운동을 시작하면 안 하는 것보다는 좋아지리라는 생각이기 때문이다.

운동은 이처럼 다이어트, 몸 기능 개선 등 외관적으로 뿐만 아니라 스트레스·호르몬 감소, 불안·우울 장애 개선 등의 스트레스 개선에도 도움이 된다. 그러므로 하루 5~30분 정도 운동을 한다면 삶의 질을 개선할 수 있다는 것을 알 수 있다. 하지만 육아라든가 일과 관련된 부분, 아니면 각자의 여러 가지 이유로 헬스장이나 여러 운동센터에 갈 상황이 되지 않아 운동을 포기하는 사람들이 많다.

통증을 극복하는 가장 효과적인 방법은 센터에서 운동전문가의 지도를 받으며 운동하는 것이다. 하지만 부득이하게 그럴 수 없다면 아무것도 안 하는 것보다는 집에서 시간이 될 때 5~15분 만이라도 운동에 시간을 투자하면 충분히 몸이 개선된다고 자신 있게 말씀드린다.

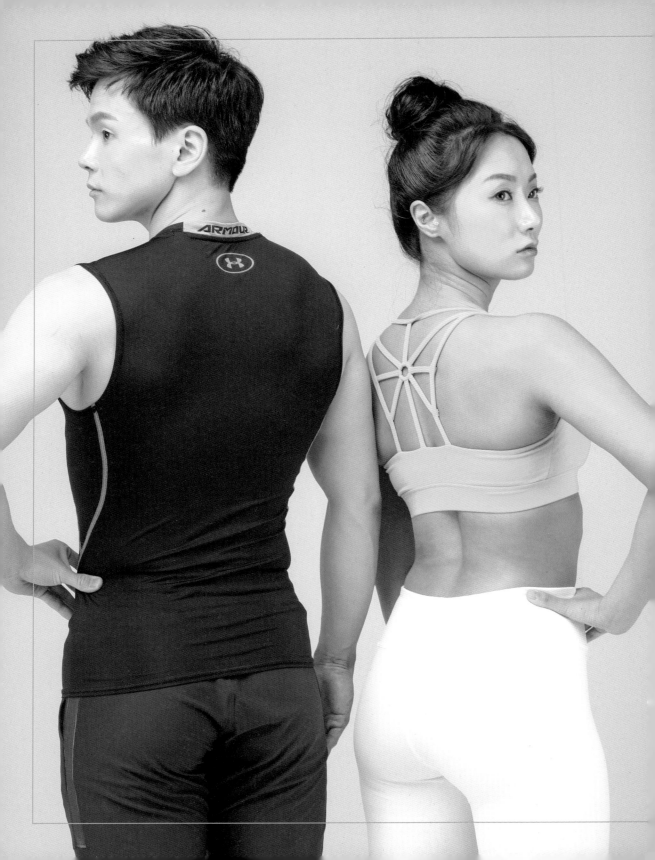

증상에 따른 통증 다스리기

목이나 등이 아플 때, 어깨가 아프고 팔이 저릴 때, 허리가 쑤시고 무릎이 시리는 등 현대인의 굳어진 생활양식과 쌓이는 스트레스, 운동량과 휴식의 부족에 따른 현상이다. 이처럼 몸의 이곳저곳이 아플 때 병원에 가지 않고도 혼자서 쉽게 통증을 해소할 수 있을까? 다양한 증상에 따라 통증을 이겨낼 수 있는 스트레칭과 운동을 소개한다.

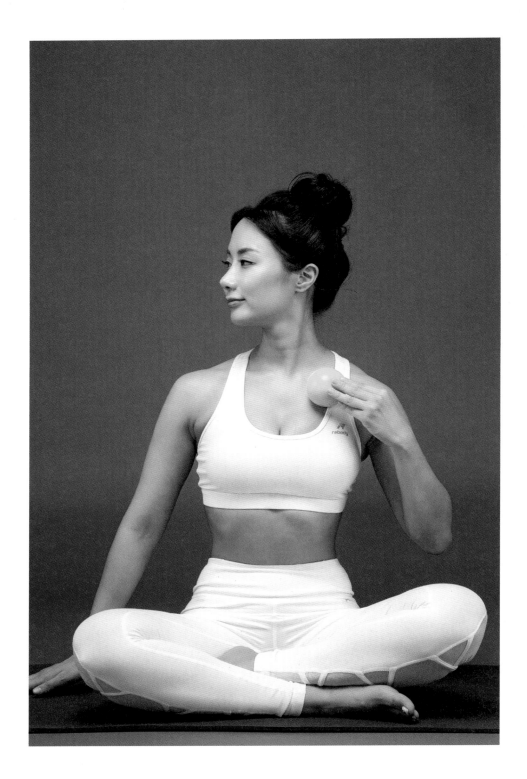

목이 뻐근하거나 거북목일 때 하면 좋은 운동

: 마사지볼·폼롤러·맨몸운동

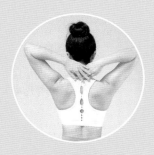

거북목은 스마트폰이나 컴퓨터 작업을 많이 하다 보면 상체 앞부분에 있는 근육들이 짧아지면서 일반인들에게서 흔히 나타날 수 있는 체형의 변화다.

간단한 자가 검진 방법은 거울을 옆에 두고 섰을 때, 귀 가운데가 어깨보다 앞으로 나와 있는 것을 보고 알 수 있다.

어깨 주변의 근육들은 목과 연결되어 있다. 거북목의 증상에서는 목과 함께 어깨 주변 근육들을 마사지볼로 풀어주고, 폼롤러를 이용한 강화운동과 맨몸운동을 통해 통증을 다스릴 수 있다.

01
마사지볼

상체

뒤통수밑근 풀기

1 마사지볼을 목 뒤편에 두고 위를 바라보고 눕는다.
2 목 상부 움푹 들어간 곳(뒷머리뼈 바로 밑)에 마사지볼이 닿을 수 있게 한다.
3 좌우로 움직여서 아픈 부분을 찾는다.

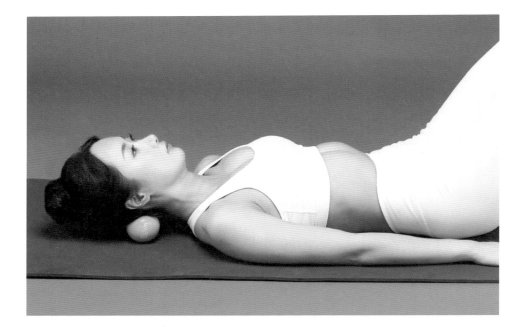

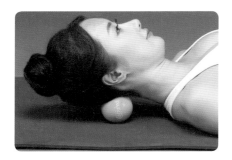

Point 목이 불편하지 않게 과도하게 당기지 않는다.

02
폼롤러

강화운동

앉아서 몸통 회전

1 앉은 자세에서 폼롤러를 바닥에 세로로 위치시킨다.
2 한쪽 팔을 반대쪽 팔의 안쪽으로 넣어서 폼롤러 위에 둔다.
3 몸을 안쪽으로 돌리면서 폼롤러에 올린 팔을 바깥쪽으로 멀리 보낸다.

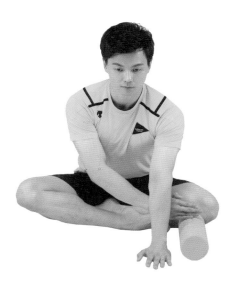

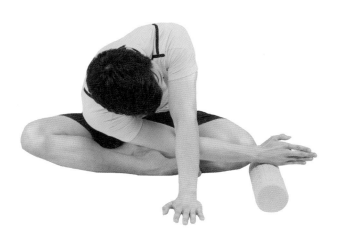

등세모근과 어깨올림근 같은 어깨 관련된 근육이 목까지 있기 때문에, 목을 풀어주면 어깨도 편안해진다. `Point`

03
폼롤러

강화운동
데드버그

1 사진과 같도록 준비 자세를 취한다. 이때 허리가 폼롤러에서 뜨지 않게 주의한다.
2 왼손과 오른발이 서로 멀어지도록 길게 뻗으며 내린다. 이때 호흡은 입으로 뱉으며 복부를 강하게 수축시킨다.

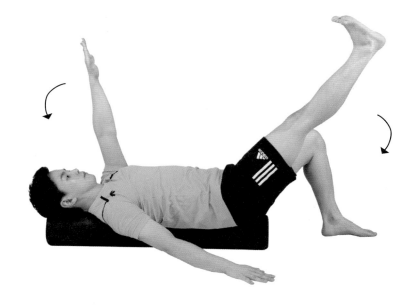

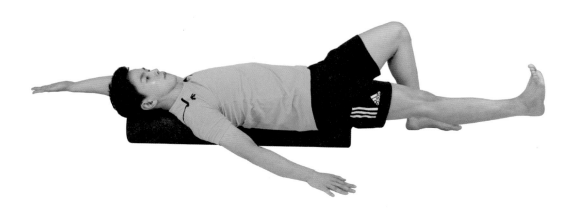

Point 폼롤러 위에 눕는 자세가 불안할 수 있으므로 한 발로 바닥을 강하게 지지해준다.

04
폼롤러
강화운동
무릎 굽혀 상체 회전

1 팔을 90도 구부린 상태에서 폼롤러를 잡는다.
2 다리를 어깨너비로 벌린 후, 엉덩이를 살짝 빼고 무릎을 구부린다.
3 팔꿈치를 몸에서 떨어뜨리지 않으면서 몸통을 회전한다.

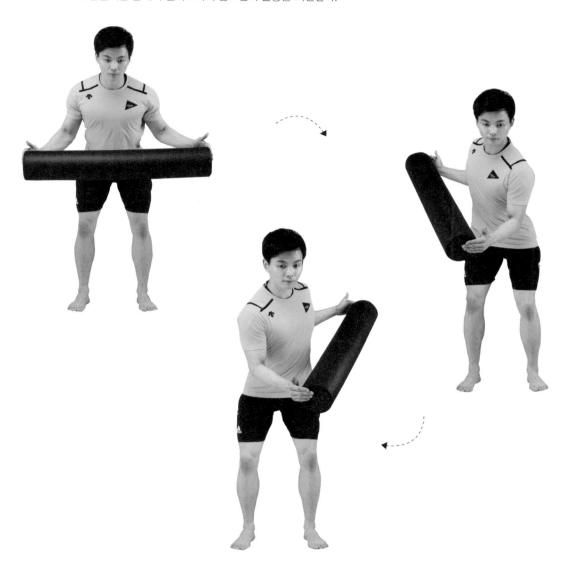

상체를 회전할 때 시선은 항상 바닥에 고정한다. `Point`

05
맨몸운동

눕기

누워서 목 당기기

1 누운 자세에서 양팔로 바닥을 지지한다.
2 턱을 밑으로 누른다는 느낌으로 당겨준다.

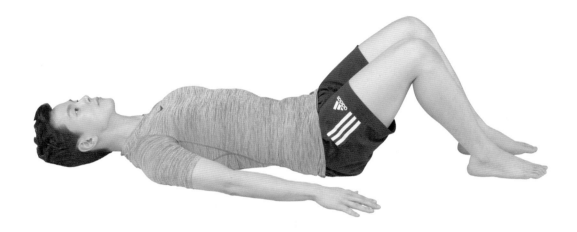

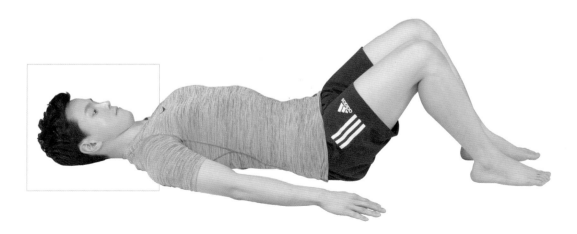

Point 목이 불편하지 않게 과도하게 당기지 않는다.

06
맨몸운동

엎드리기
상체 들기

1 엎드린 자세에서 양팔을 가지런히 몸에 붙인다.
2 하체에 힘을 빼고, 상체를 든다.

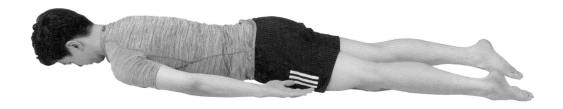

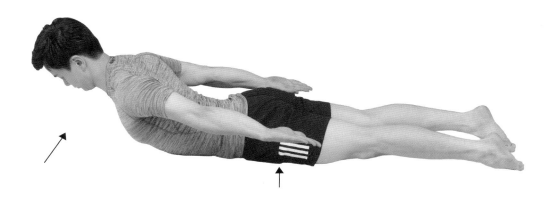

상체를 들 때 머리는 들지 않고, 턱을 당겨 바닥을 바라본다. `Point`

07
맨몸운동

엎드리기
팔꿈치 구부린 후 어깨 들기

1 엎드린 상태에서 팔꿈치를 구부려 옆으로 팔을 든다.
2 머리는 바닥에 붙인 상태에서 양손을 위로 든다.

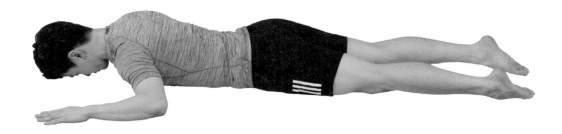

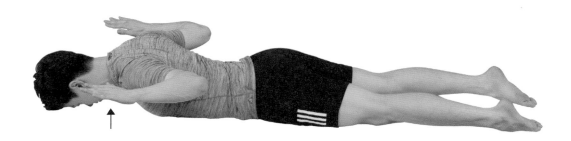

Point 위쪽 등세모근이 쓰이지 않도록 어깨뼈를 대각선 아래쪽으로 모아준다.

42

08
맨몸운동

서기

어깨 쪼이기

1 양팔을 90도 옆으로 벌린다.
2 팔꿈치를 몸쪽으로 구부리면서 어깨뼈를 모아준다.

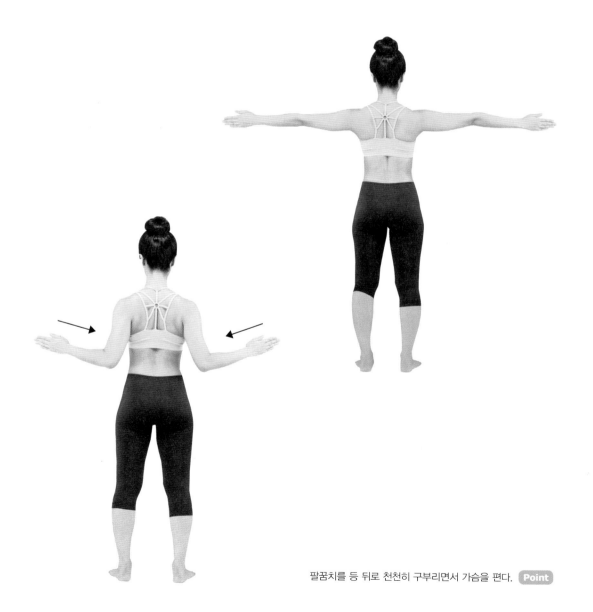

팔꿈치를 등 뒤로 천천히 구부리면서 가슴을 편다. **Point**

서기
어깨 올렸다가 내리기

1 벽에 몸을 기대고 팔을 올려준다.
2 팔꿈치를 최대한 내리면서 어깨뼈를 모아준다.

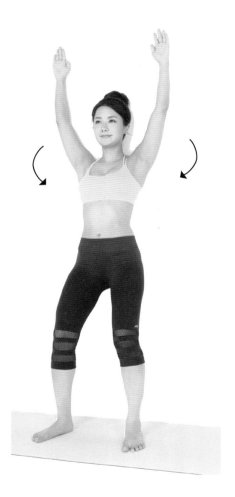

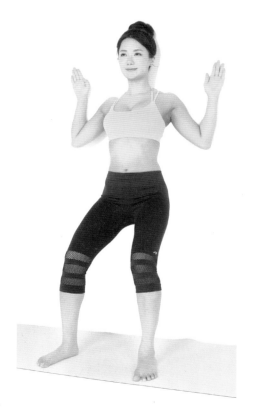

Point 손등과 팔꿈치가 벽에서 최대한 떨어지지 않게 한다.

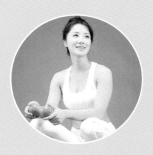

책상에 오래 앉아있거나, 컴퓨터 작업을 하면 등 상부가 굽어지게 되는데, 그에 따라 등뼈의 가동성이 제한이 오게 됨으로써 등을 젖힐 때 불편하다는 것을 느낀다. 이때 어깨와 등뼈의 움직임에 제한이 오는데 등 상부 쪽에서 구축이 일어나면서 담이 오거나 등이 뻐근해진다. 구축은 관절운동이 비정상적으로 제한되는 경우를 의미한다. 이에 대한 해결 방법은 앞쪽의 근육들은 풀어주고 뒤쪽의 근육들은 강화해 주며 회전운동으로 등뼈의 가동성을 확보해야 한다.

01
마사지볼

상체
아래 등세모근 풀기

1 위를 보고 누운 다음 무릎을 90도로 구부린다.
2 손은 깍지를 껴서 머리 뒤에 대고 어깨뼈 대각선 밑에 마사지볼을 놓는다.
3 머리를 감싼 손을 이용해 몸을 좌우로 움직인다.

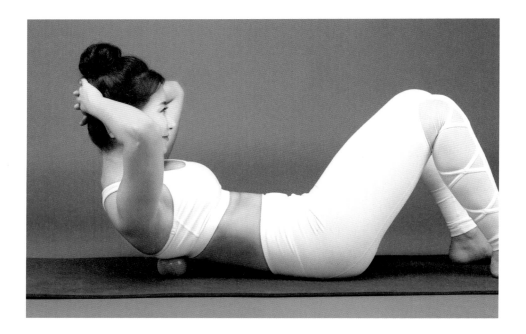

Point 어깨가 시큰하거나 통증이 있는 경우 또는 양쪽 어깨 높이가 맞지 않을 경우에 효과적이다.

강화운동
몸통비틀기

1 폼롤러 위에 등을 대고 눕고, 두 팔을 엉덩뼈 옆에 놓아 지지한다.
2 편안하게 호흡하면서 폼롤러를 한쪽으로 굴리고 동시에 고개는 반대 방향으로 돌린다.
3 제자리로 돌아와서 폼롤러를 반대 방향으로 굴리면서 고개를 돌린다.

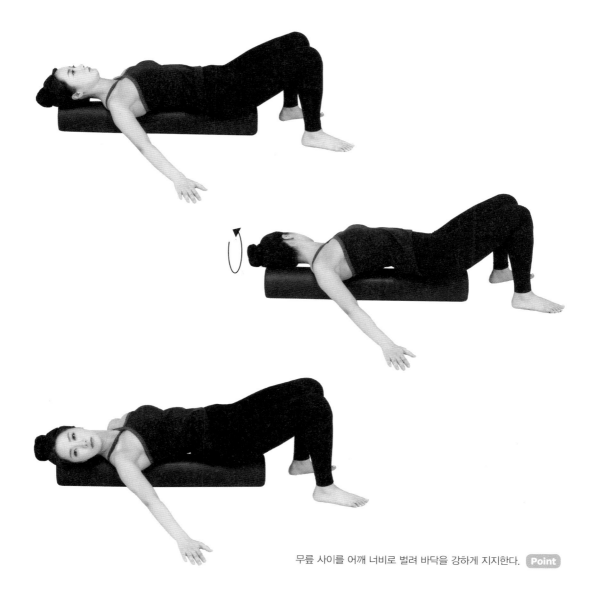

무릎 사이를 어깨 너비로 벌려 바닥을 강하게 지지한다. **Point**

03
폼롤러

강화운동

팔 올렸다 내리기

1 폼롤러 위에 누워 두 팔을 최대한 위로 뻗는다.
2 팔꿈치를 내린다는 느낌으로 어깨뼈를 모아준다.

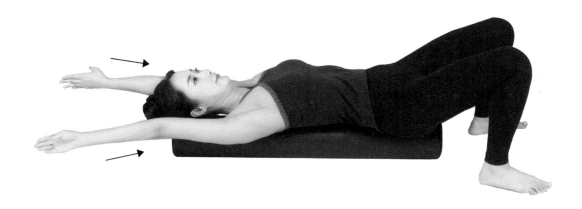

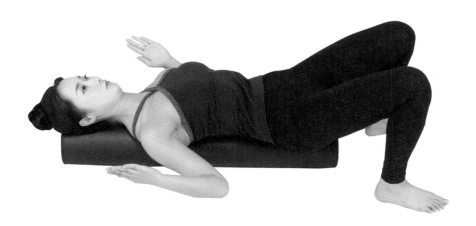

Point 팔을 최대한 바닥에 붙인다는 느낌으로 가슴을 펴면서 진행한다.

04
맨몸운동

앉기

머리와 허리 쪽으로 어깨 돌려주기

1 앉은 상태에서 양팔을 양옆으로 편다.
2 한쪽 손은 머리 뒤로 해서 최대한 반대편 어깨뼈를 터치한다.
3 반대쪽 손은 뒷짐을 지는 형태로 뒤로 돌려서 반대편 어깨뼈를 터치한다.

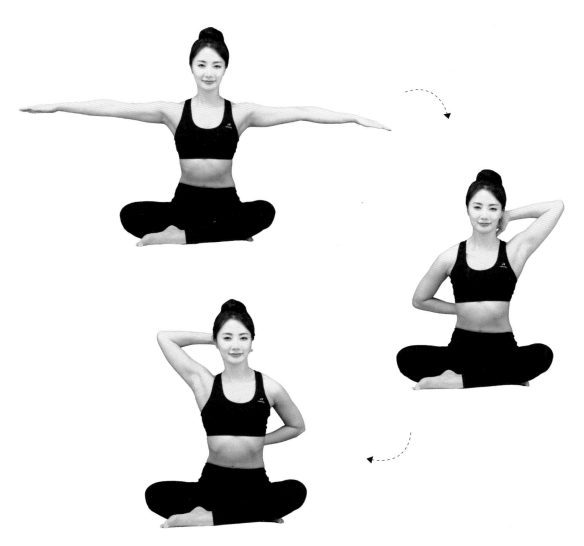

양팔을 과도하게 터치하는 것이 아닌 최대 가동범위 내에서만 진행한다. **Point**

05
맨몸운동

눕기

무릎 간격 유지한 채 몸통 회전

1 누운 자세에서 무릎을 90도로 구부리고 들어준다.
2 양손을 무릎에 댄다.
3 무릎을 어깨 너비로 벌린 다음 간격을 유지한 채 몸통의 힘만을 이용해서 좌우로 롤링한다.

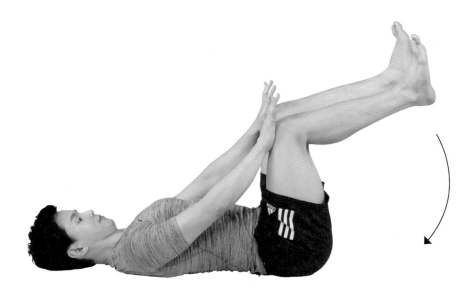

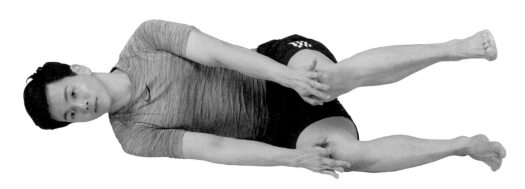

Point 롤링한 후 원위치로 돌아올 때 어깨나 다리의 힘을 사용하지 않는다.

06
맨몸운동

엎드리기

상체 들고 머리와 허리로 어깨 돌려주기

1 엎드린 자세에서 양팔을 좌우로 펼친다.
2 한쪽 손은 머리 뒤로 해서 최대한 반대편 어깨뼈를 터치한다.
3 반대쪽 손은 뒷짐을 지는 형태로 뒤로 돌려서 반대편 어깨뼈를 터치한다.

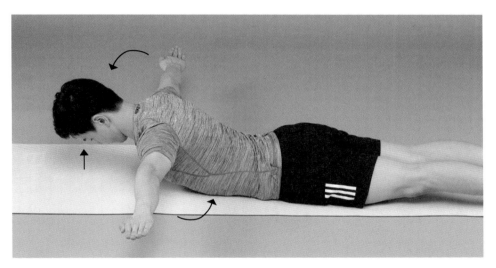

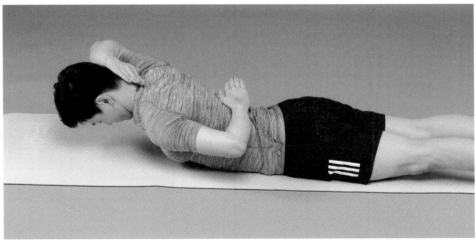

머리를 과도하게 들면 목덜미가 불편해질 수 있으므로 고개는 바닥을 향한다. `Point`

네발기기
맨몸운동

대각선으로 팔 뻗은 후 눌러주기

1 네발기기 자세에서 대각선으로 양팔을 뻗는다.
2 양손을 모으고 옆으로 기대어서 어깨 밑을 눌러준다.
3 같은 동작을 반복한다.

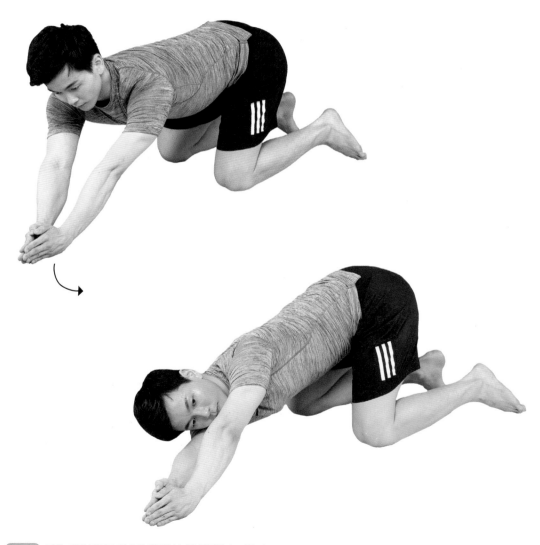

Point 팔을 대각선으로 최대한 뻗어서 넓은등근을 눌러준다.

08
맨몸운동

서기
선 자세로 몸통 회전

1 벽을 등지고 그 앞에 선다.
2 몸통을 회전해서 양손을 벽에 터치한다.
3 좌우로 방향을 바꿔가며 실시한다.

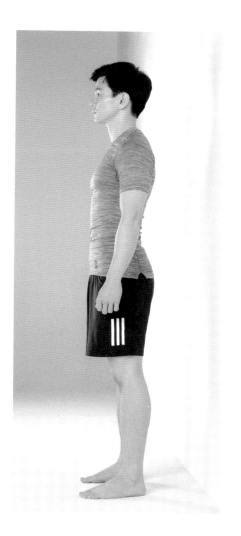
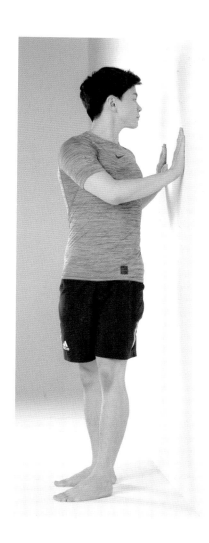

몸통 회전이 잘 안 될 때는 벽에 가까이 다가가 실시하다가 점점 벽에서 멀어지면서 동작하면 더욱 효과적이다.

서기

기마자세 후 몸통 회전

1 선 자세에서 어깨너비로 다리를 벌린 후 상체와 하체를 약간 숙인다.
2 양 팔꿈치를 몸에 붙인 후 팔을 외회전시킨다.
3 머리와 하체, 팔은 고정한 채 몸통을 좌우로 회전시킨다.

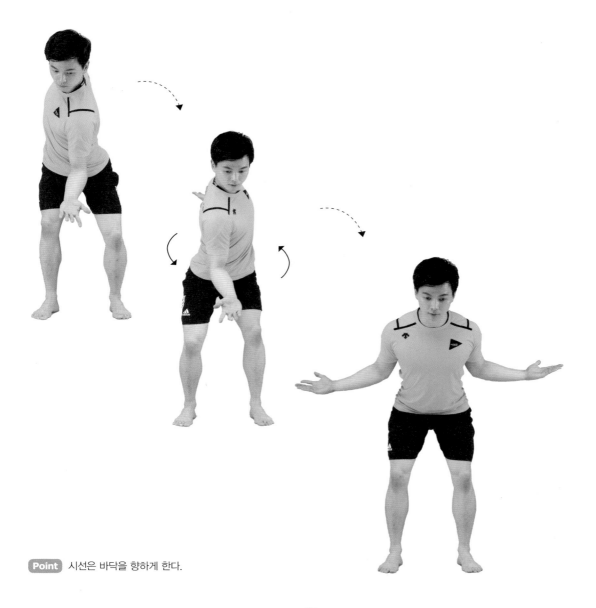

Point 시선은 바닥을 향하게 한다.

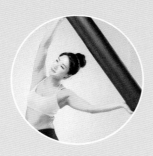

어깨 밑에 있는 조직들이 굳어지면 어깨뼈의 움직임에 제한을 줘 팔을 들어 올릴 때 불편하게 된다. 이런 경우에는 팔을 들어 올릴 때마다 상부 등세모근이 과하게 활성화되면서 어깨가 쉽게 뭉치게 된다. 이때 어깨뼈 주변의 근육들을 잘 풀어주면 어깨가 쉽게 뭉치지 않고 어깨도 편하게 들어 올릴 수 있게 된다.

01
마사지볼

상체

빗장밑근 풀기

1 앉은 자세에서 마사지볼을 빗장뼈 안쪽 밑에 마사지볼을 위치시킨다.
2 어깨 쪽으로 빗장뼈를 따라 마사지볼을 굴린다.
3 복장뼈와 빗장뼈가 만나는 지점에서 통증을 가장 많이 느낄 수 있으므로 그 부위를 집중적으로 적용한다.

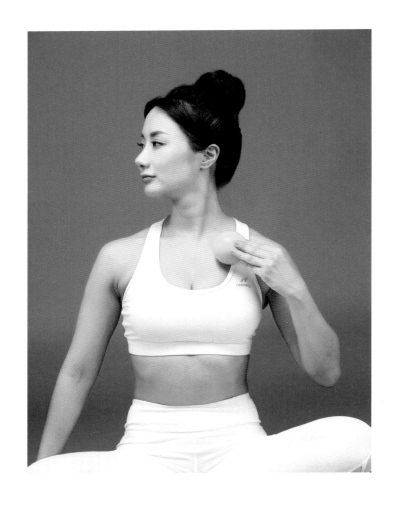

Point 어깨 인대가 다치거나 가슴에 답답한 흉통이 생길 때 적용하면 통증을 완화할 수 있다.

기본운동
어깨 풀기

1 폼롤러를 겨드랑이 밑에 가로로 배치시킨다.
2 무릎은 90도로 구부려주고 온몸에 힘을 뺀다.
3 몸을 앞으로 기울였다가 뒤로 젖히기를 반복한다.

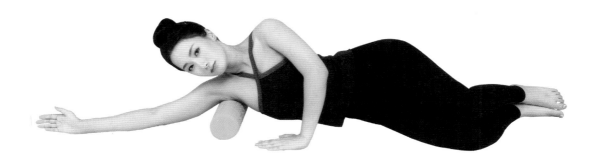

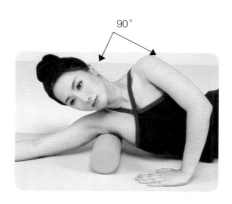

90°

머리에는 최대한 힘을 뺀다.

03
폼롤러

기본운동
가슴 풀기

1 폼롤러를 기울여서 가슴과 어깨의 경계선에 놓는다.
2 몸을 좌우로 움직이면서 가슴 근육의 굳어진 부분을 이완한다.

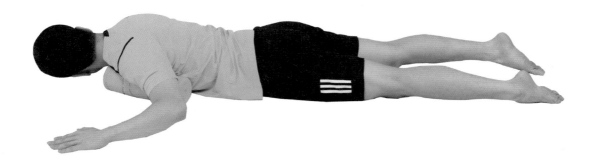

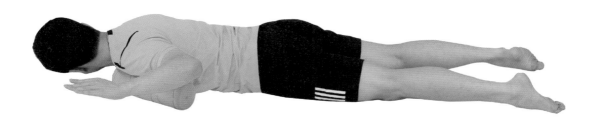

Point 머리와 몸에 힘이 들어가면 가슴 근육의 이완을 방해할 수 있으므로 최대한 힘을 빼는 것이 좋다.

한쪽 팔로 팔굽혀펴기

04
폼롤러

강화운동

1 다리는 힘이 들어가지 않게 사진과 같은 자세를 취한다.
2 입으로 호흡을 내뱉으며 지지하는 팔을 밀면서 몸통을 회전시켜 올라온다.
3 천천히 다시 준비 자세로 돌아간다.

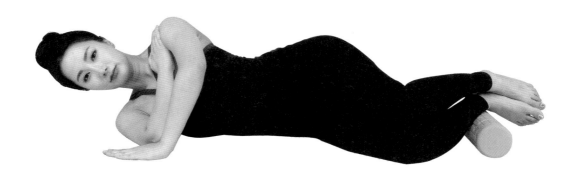

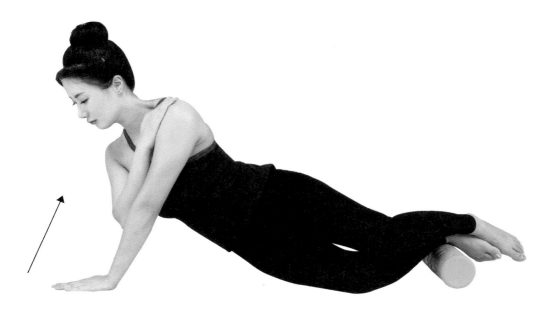

동작을 할 때 지지하는 팔 쪽 어깨가 올라가지 않게 한다. **Point**

05 폼롤러 · 강화운동
양팔로 중심 잡기

1 폼롤러에 양팔을 올리고 네발기기 자세를 취한다.
2 무릎을 살짝 띄우면서 중심을 잡는다.

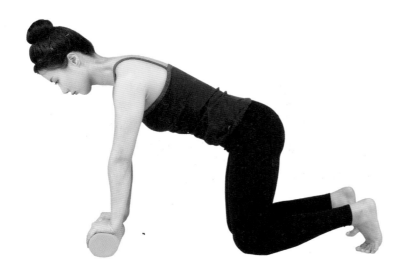

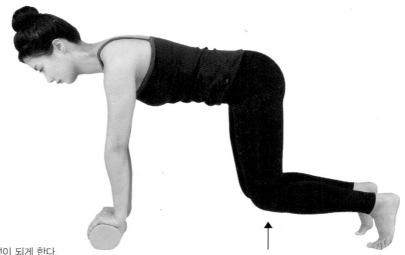

Point 머리부터 엉덩이까지 일직선이 되게 한다.

06 폼롤러 강화운동
한쪽 팔로 중심 잡기

1 양팔을 폼롤러에 올리고 네발기기 자세를 취한다.
2 무릎을 살짝 띄우면서 중심을 잡는다.
3 천천히 다시 준비 자세로 돌아간다.

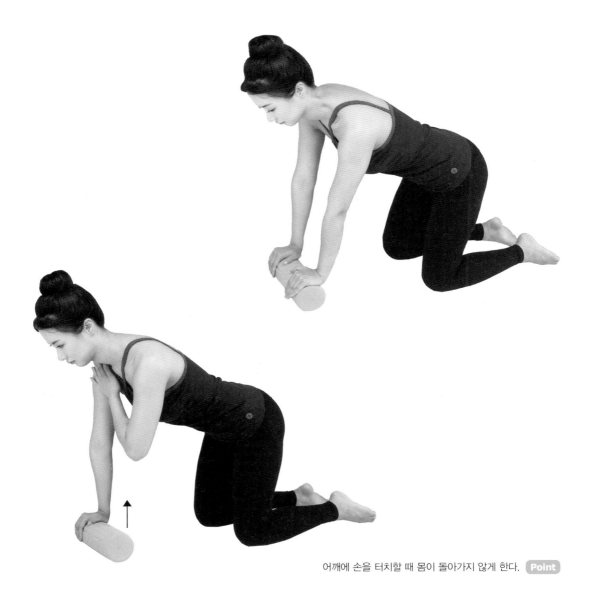

어깨에 손을 터치할 때 몸이 돌아가지 않게 한다. **Point**

<table>
<tr><td>07
폼롤러</td></tr>
</table>

강화운동
한쪽 팔로 어깨 돌리기

1 상체를 구부린 후 폼롤러를 세워 한쪽 팔로 잡는다.
2 반대편 팔을 아래를 향해 늘여 놓는다.
3 몸을 돌리며 원뿔 모양으로 팔로 원을 그려준다.(물통이나 덤벨을 들고 진행하면 좋다.)

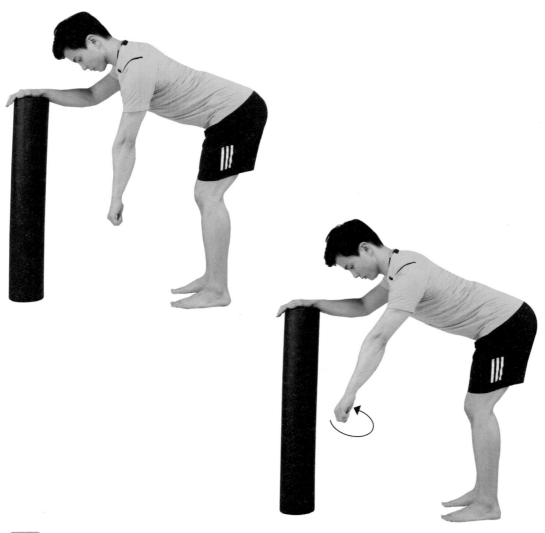

Point 돌리는 팔에 힘을 최대한 빼주고, 허리는 머리부터 일직선이 될 수 있게 한다.

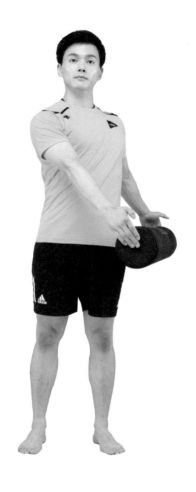

08 강화운동
폼롤러

가슴 동적 스트레칭

1 폼롤러 양 끝을 잡는다.
2 팔꿈치를 편 채로 폼롤러를 대각선 위로 최대한 올린다.
3 반대편도 같은 방식으로 진행한다.

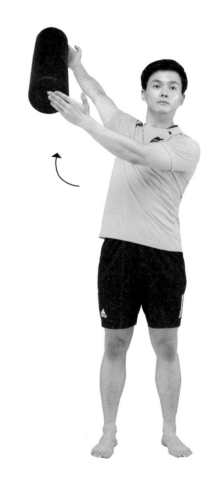

가동 범위를 크게 해서 가슴이 최대한 늘어나게 한다. **Point**

앉기

어깨 들었다가 밑으로 내려주기

1 앉은 자세에서 양팔을 최대한 올린다. 이때 손바닥은 바깥을 향한다.
2 팔꿈치를 내린다는 느낌으로 최대한 팔을 당겨 W 형태로 만든다.

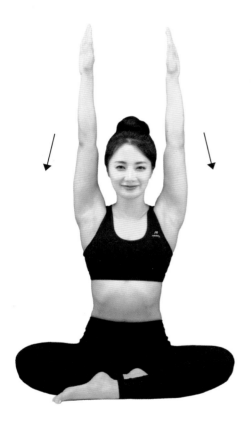

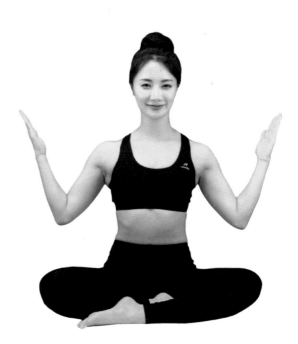

Point 팔꿈치를 내렸을 때 손목은 구부러지지 않게 쭉 편다.

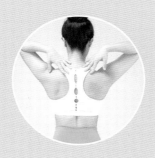

위팔두갈래근이 어깨 앞쪽으로 지나가기 때문에 팔을 많이 쓰게 되면 어깨 앞부분에 통증이 많이 생긴다. 이와는 반대로 팔을 너무 쓰지 않아 근육이 수축한 사람도 앞쪽 어깨에서 통증이 발생한다.

이와는 반대로 어깨 뒷부분에 문제가 생기면 팔을 앞으로 뻗을 때 방해가 되고 후면의 근육, 인대, 힘줄 등 연부조직이 짧아져 어깨충돌증후군이 생긴다.

상체
큰가슴근·작은가슴근 풀기

1 엎드린 상태에서 한 손을 뒷짐 진다.
2 뒷짐 진 쪽의 어깨 대각선 안쪽으로 가슴근육에 마사지볼을 준비한다.
3 몸을 움직여 제일 아픈 곳에 마사지볼을 위치시킨 후 고개는 반대로 돌리고 몸의 힘을 뺀다.

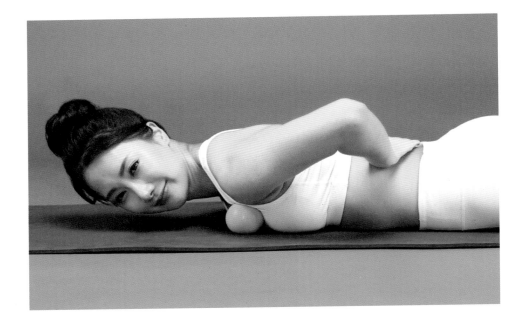

 어깨나 목이 아플 때 제일 많이 풀어줘야 하는 근육 중의 하나다.

상체

앞쪽 어깨세모근 풀기

1 한쪽 손등을 이마에 대고 엎드린다.
2 반대쪽 어깨 앞쪽에 마사지볼을 준비한다.
3 엄지로 어깨를 눌렀을 때 움푹 들어간 곳이 마사지볼을 대야 할 부위다.

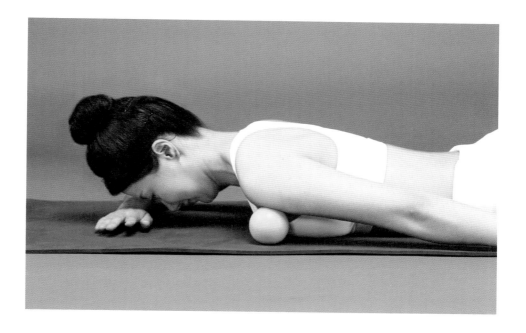

어깨 인대도 같이 눌러지므로 어깨 통증 완화에 좋다. **Point**

03
마사지볼

상체
뒤쪽 어깨세모근 풀기

1 무릎은 반쯤 구부린 상태에서 옆으로 눕는다.
2 적용시키려는 어깨를 사진처럼 90도로 구부리고 팔은 굽힌다.
3 어깨 뒤쪽에 마사지볼을 놓는다.

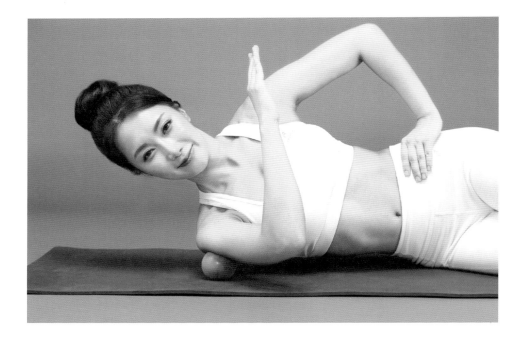

Point 너무 뒤로 누워서 가슴을 위로 향하게 하면 다른 부위가 적용되니, 옆으로 누운 상태를 유지한다.

04
마사지볼
상체
작은원근 풀기

1 옆으로 누운 다음 무릎은 90도로 구부린다.
2 팔을 올린 뒤 어깨가 접히는 겨드랑이 뒷부분에 마사지볼을 놓는다.
3 몸을 앞뒤로 움직이면서 통증이 느껴지는 부분에 적용한다.

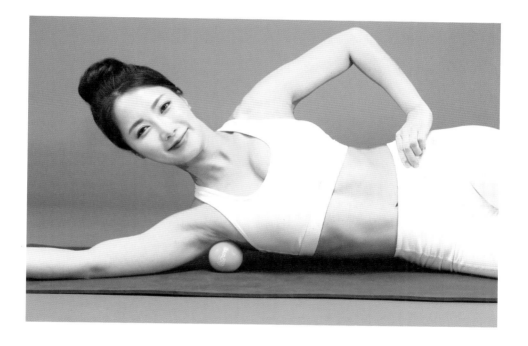

어깨를 들어 올릴 때 불편하거나, 팔을 돌릴 때 통증이 있는 경우에 적용해 주면 효과적이다. **Point**

05
마사지볼

상체

위팔두갈래근 풀기

1 엎드린 다음 이마에 한쪽 손등을 대고 반대쪽 손은 밑으로 뻗는다.
2 팔의 앞부분(위팔두갈래근)에 마사지볼을 놓는다.
3 위아래로 움직여서 통증이 느껴지는 부분에 길게 댄다.

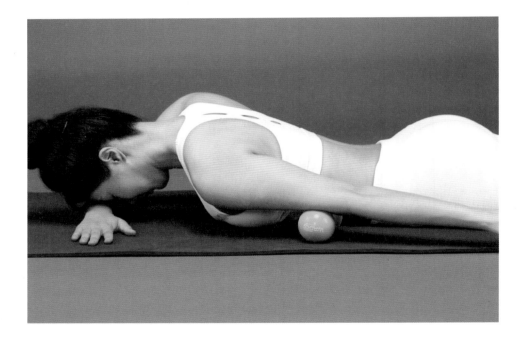

Point 어깨 앞쪽에 통증이 있는 경우에 적용하면 효과적이다.

06 폼롤러

기본운동

목 풀기

1 폼롤러를 목 뒤편 움푹 들어간 곳에 가로로 길게 놓는다.
2 폼롤러가 움직이지 않게 양손으로 잡아준다.
3 무릎은 90도로 구부려서 몸을 지지한다.
4 눈을 감고 천천히 호흡하며 앞뒤로 움직인다.

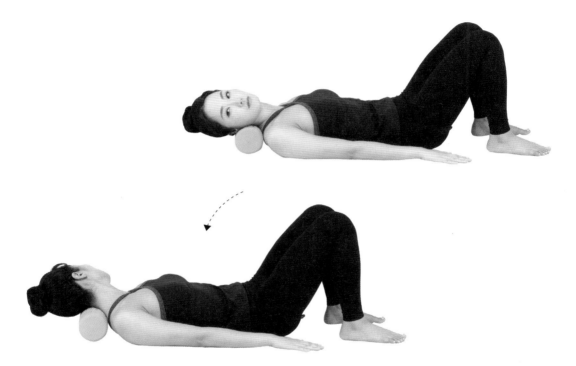

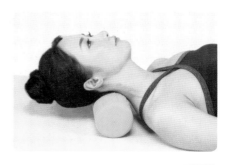

등세모근과 어깨올림근 같은 어깨 관련된 근육이 목까지 있어서 목을 풀어주면 어깨도 편안해진다. `Point`

07
폼롤러

기본운동
등 상부 풀기

1 폼롤러를 어깨뼈 안쪽에 가로로 길게 놓아 등뼈 부분이 닿게끔 한다.
2 깍지를 낀 채 뒷머리에 손을 대서 천천히 허리를 늘여서 펼쳐준다.
3 무릎은 90도로 구부려서 몸을 지지한다.
4 깍지를 낀 손으로 머리를 들어줘 흉추의 굳어진 부분이 풀어지게 한다.
5 눈을 감고 천천히 호흡하며 폼롤러를 등 아래위로 움직인다.

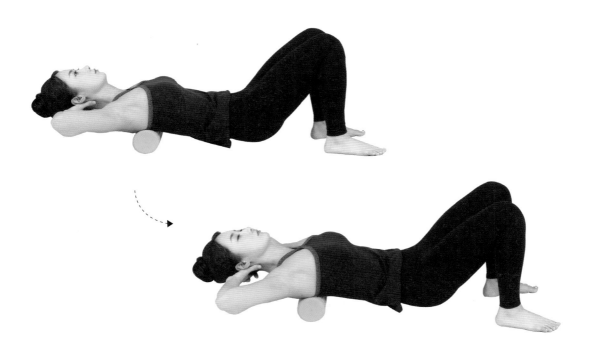

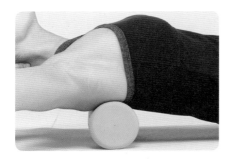

Point 깍지 낀 손을 뒤로 젖힐 때 불안감으로 동작을 수행하기 어려울 수 있으니 천천히 진행한다.

08
맨몸운동

앉기

어깨 바깥으로 돌리기

1 앉은 자세에서 손은 하늘을 향해 펴고, 양팔을 90도로 구부린다.
2 팔꿈치를 몸에 붙인 상태에서 어깨를 바깥으로 돌린다.(외회전)

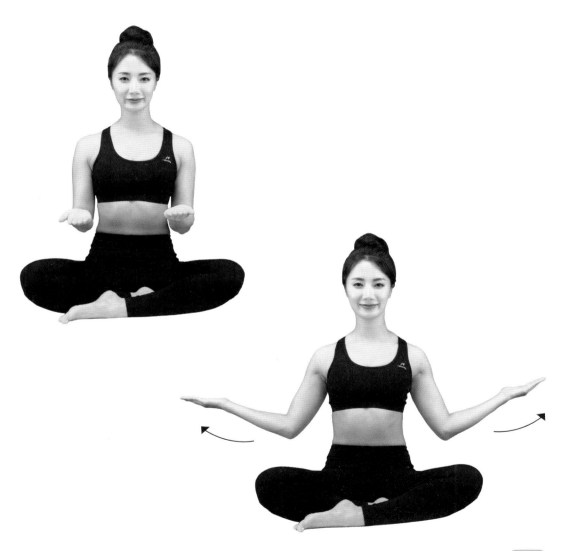

동작을 진행할 때는 정면을 바라보고, 가슴을 최대한 펴준다. **Point**

네발기기

팔꿈치 구부렸다 펴기

1 네발기기 자세에서 엉덩이를 뒤로 빼면서 앉고, 양팔을 뻗어 손을 맞잡는다.
2 팔꿈치를 목 뒤로 구부린다.
3 같은 동작을 반복해서 실시한다.

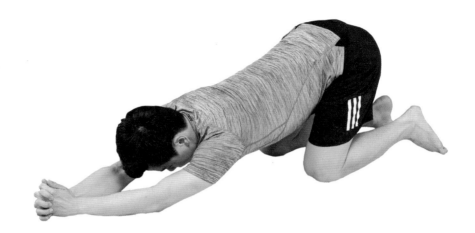

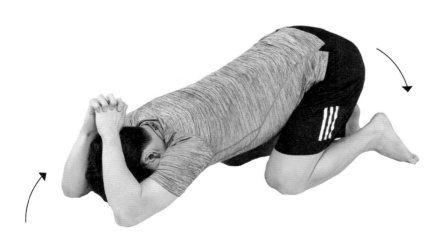

Point 팔꿈치를 구부렸을 때 어깨는 바닥으로 눌러준다.

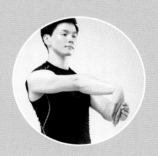

어깨 측면의 통증은 팔을 옆으로 들 때나 팔을 돌릴 때 통증이 더 심해지는데 어깨의 제일 윗부분에서 찌릿찌릿하거나 시큰한 느낌이 든다. 또한 어깨세모근 중간에도 통증이 발생한다. 어깨 주변 근육이 뭉쳐있거나 유착돼 있으면 통증이 생기므로 어깨 주변의 연부조직을 풀어줘야 한다. 특히 넓은등근이 단축되면 어깨를 옆으로 들어 올릴 때 방해돼 어깨 옆쪽의 충돌이 생겨 어깨 측면 통증이 더욱 심해진다.

01
마사지볼

상체
중간 어깨세모근 풀기

1 옆으로 누워 무릎을 반쯤 구부린다.
2 적용하려는 어깨 중간에 마사지볼을 놓아준다.
3 반대편 팔은 바닥을 지지한다.

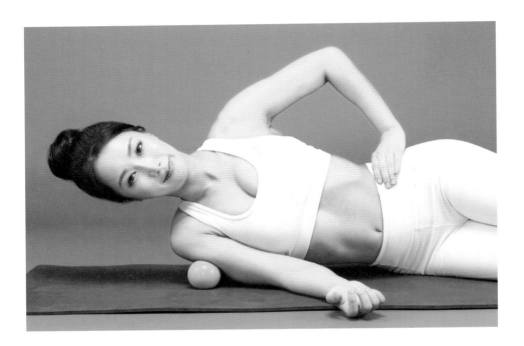

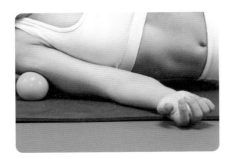

Point 적용하는 반대편 팔로 바닥을 지지해 마사지볼을 적용하면서 몸에 너무 힘이 들어가지 않게 도와준다.

기본운동

02 폼롤러

넓은등근 풀기

1 폼롤러를 겨드랑이 아래에 가로로 위치시키고 눕는다.
2 몸을 위아래로 움직이며 넓은등근을 마사지한다.

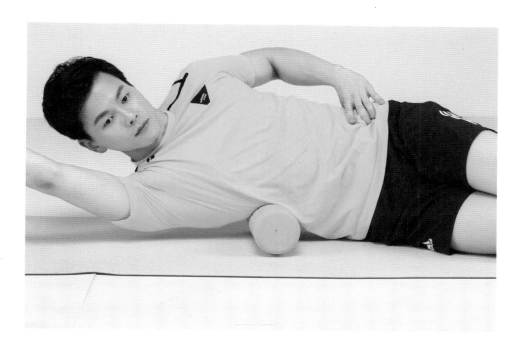

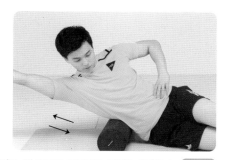

반대쪽 팔은 허리를 잡고, 양 무릎은 구부려서 균형을 유지한다. **Point**

03 폼롤러
강화운동

두 팔 돌리기

1 폼롤러 위에 누워 두 팔을 천장으로 들어올린다.
2 들숨에 팔을 머리 위쪽으로 들어올린다.
3 숨을 내쉬면서 팔을 옆으로 돌려 골반 쪽으로 내린다.
4 팔을 한 바퀴 돌아 제자리로 돌아온다.

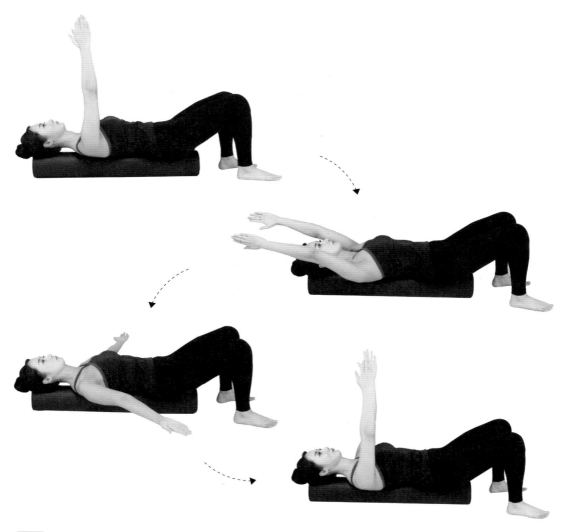

Point 무릎 사이를 어깨 너비로 벌려 바닥을 강하게 지지한다.

04
폼롤러

강화운동

바닥 보며 몸통 회전

1 네발기기 자세를 취하고 몸 옆에 폼롤러를 세로로 놓는다.
2 폼롤러의 반대쪽에 있는 팔은 몸 안쪽을 통과해 폼롤러 위에 놓는다.
3 폼롤러 위에 걸친 팔을 몸 바깥 방향으로 멀리 보낸다는 느낌으로 몸통을 회전시킨다. 이때 어깨는
바닥에 닿지 않게 한다.

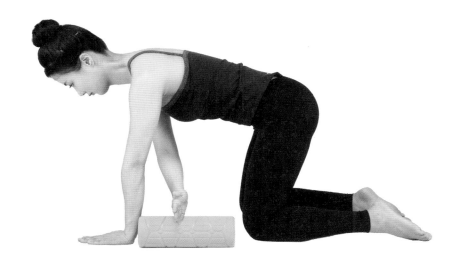

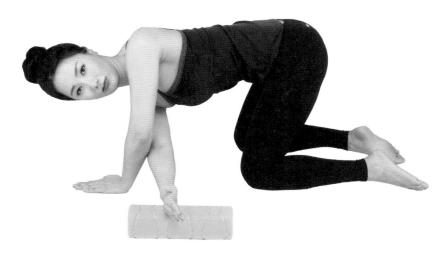

동작을 수행하면서 시선을 따라가고 지지하는 팔은 살짝 구부린다. **Point**

05
폼롤러

강화운동
가슴 뒤로 젖히기

1 폼롤러를 벽에 가로로 준비한 다음 가슴 부위에 오게 하고, 양손은 머리 뒤로 깍지를 낀다.
2 폼롤러가 떨어지지 않게 천천히 뒤로 젖히면서, 최대한 폼롤러가 벽에 붙어서 내려가게 한다.

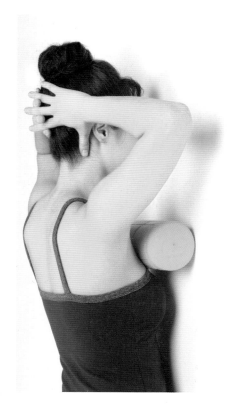

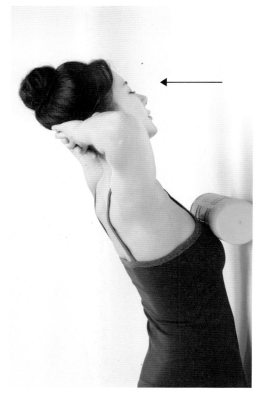

Point 등뼈 부분만 움직일 수 있게 천천히 진행한다.

06
맨몸운동

엎드리기

플랭크 후 몸통 회전

1 엎드린 상태에서 팔꿈치를 구부려서 상체를 지지하고 엉덩이를 든다.
2 옆에서 봤을 때 일자가 되게 한다.
3 몸을 회전하면서 한 팔은 뒷짐 진다.
4 좌우 번갈아가면서 반복한다.

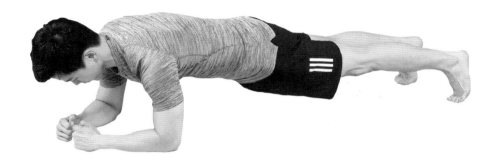

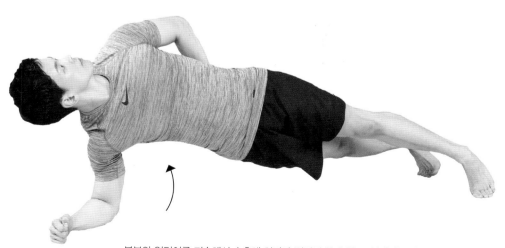

복부와 엉덩이를 지속해서 수축해 허리가 꺾이지 않게 하고, 엉덩이는 너무 높게 들지 않는다. `Point`

81

07
맨몸운동

네발기기
대각선 팔다리 든 후 어깨 터치

1 네발기기 자세를 취한다.
2 대각선상의 팔다리를 든다.
3 떠 있는 손으로 바닥을 지지하는 손의 어깨를 터치한다.

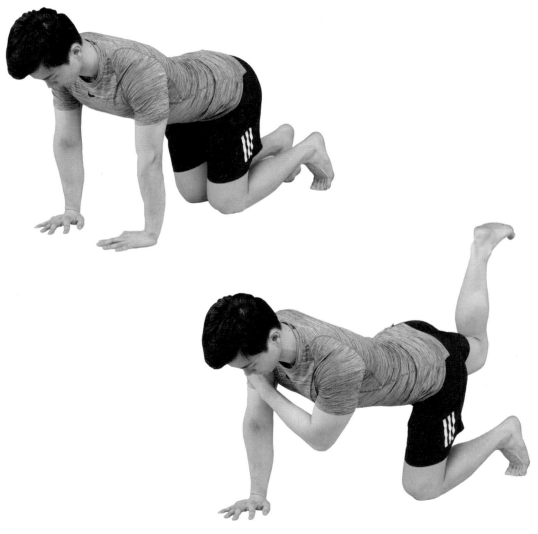

Point 고개는 바닥을 향하고, 허리는 일자를 유지한다.

서기

선 자세로 어깨 돌리기

1 선 자세에서 팔을 굽혀 손끝이 어깨를 터치하게 한다.
2 어깨를 축으로 해서 양팔을 회전시킨다.

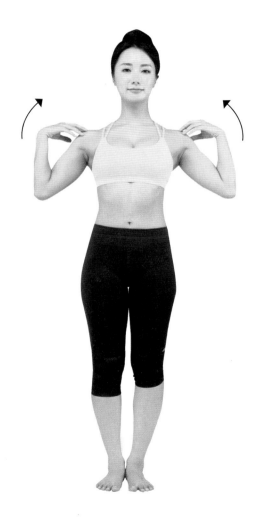

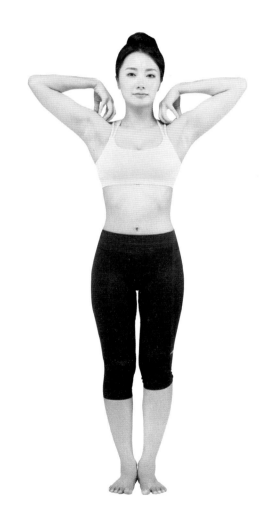

팔을 펴지 않고 굽히는 이유는 팔을 펴는 경우 위쪽 등세모근이 과하게 활성화되기 때문이다. **Point**

09 맨몸운동

서기

손 맞잡고 바깥으로 당기면서 좌우 이동

1 선 상태에서 양손을 마주 잡는다.
2 양손을 서로 바깥쪽으로 당긴다.
3 당긴 상태를 유지하면서 좌우로 움직인다.

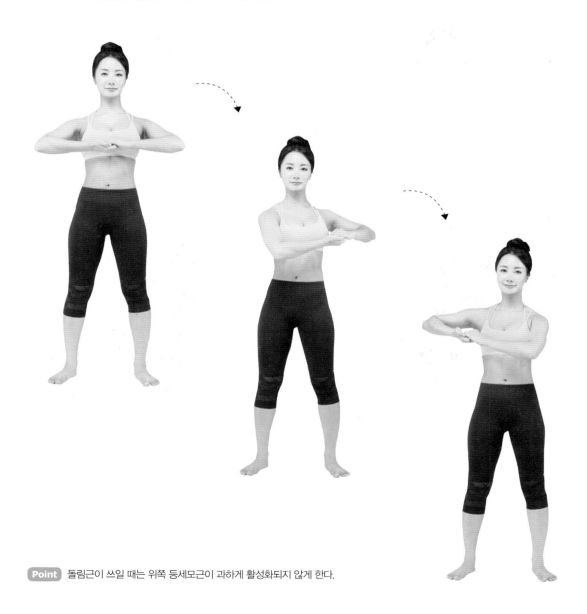

Point 돌림근이 쓰일 때는 위쪽 등세모근이 과하게 활성화되지 않게 한다.

F.
팔이
저릴 때
하는 운동

: 마사지볼·맨몸운동

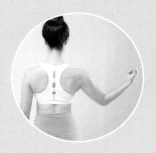

팔이 저리는 것은 목에서 어깨로 가는 신경이 근육의 유착으로 눌러지면서 나타나는 저림 증상 때문이다. 이때는 목 주변과 어깨 쪽의 근육들을 풀고 강화해주면 좋다. 저림 증상이 이어지면 흉곽출구증후군으로 악화할 수 있다. 그래서 신경의 유착을 풀고 근육을 강화해 신경이 눌리는 것을 예방해야 한다.

상체
목갈비근 풀기

1 앉은 자세에서 마사지볼을 들고 목 옆쪽에 위치시킨다.
2 목 옆 움푹 파인 곳에 마사지볼을 접촉해 아픈 부위를 찾는다.
3 손을 이용해서 좌우로 움직여서 아픈 부분을 찾는다.
4 근육 밑으로는 신경이 바로 지나가서 지속해서 누르면 저릴 수 있으니, 간헐적으로 압박해서 이완을 해준다.

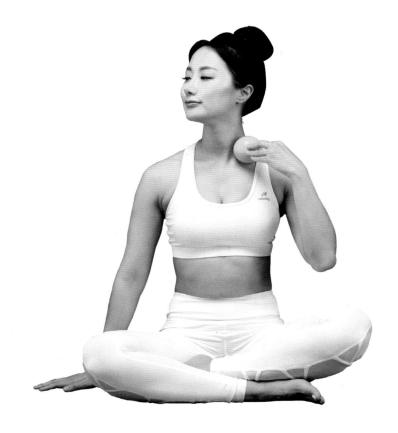

Point 목갈비근은 호흡근 중 하나로 마사지볼로 이완해주면 호흡이 다소 편해진다. 또한 흉곽출구증후군을 유발하는 대표적인 근육으로, 손끝이 자주 저릴 때 이 부분을 풀어주면 도움이 된다.

02 마사지볼

상체

엎침근 풀기

1 엎드린 다음 이마에 한쪽 손등을 대고 반대쪽 손은 밑으로 뻗는다.
2 손등을 바닥으로 하고 아래팔의 엎침근에 마사지볼을 놓는다.
3 위아래로 움직여서 통증이 느껴지는 부분에 길게 댄다.

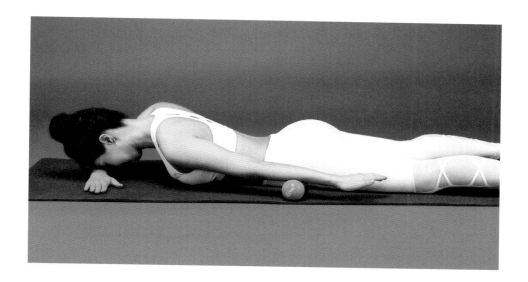

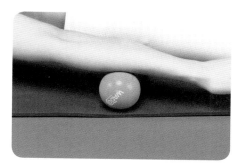

팔꿈치 내측에 통증이 있는 경우에 적용하면 효과적이다. **Point**

03
마사지볼

상체
뒤침근 풀기

1 엎드린 상태에서 이마에 한쪽 손등을 대고 반대쪽 손은 밑으로 뻗는다.
2 손바닥을 하늘로 향하게 한 후 아래팔의 뒤침근에 마사지볼을 놓는다.
3 위아래로 움직여서 통증이 느껴지는 부분에 길게 댄다.

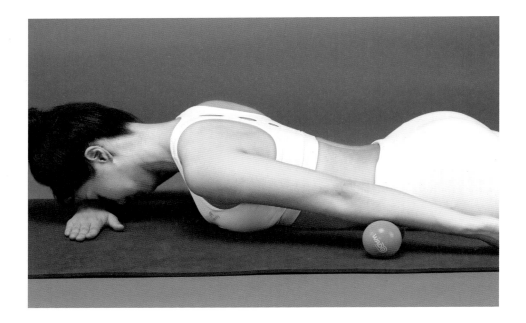

Point 팔꿈치 외측과 손목에 통증이 있을 때 적용하면 효과적이다.

04
맨몸운동

앉기
어깨 비틀어주기

1 양반다리를 한 상태에서 양팔을 좌우로 벌려준다.
2 한쪽 팔은 최대한 위로 돌려주고, 반대편 팔은 아래로 돌려준다.
3 시선은 팔을 위로 돌려준 쪽을 바라본다.

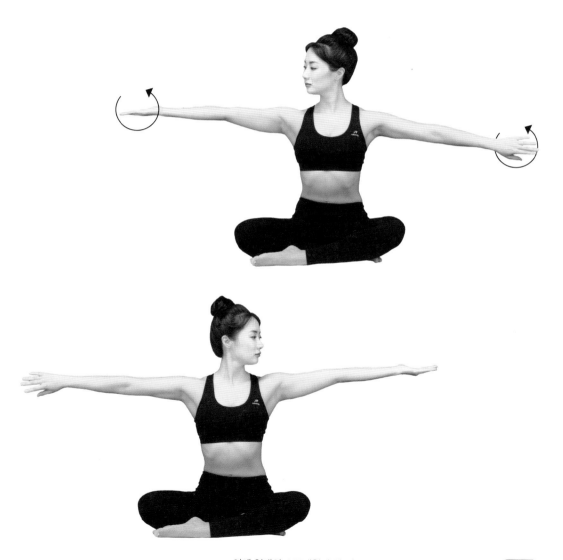

어깨 인대의 스트레칭이 잘 되도록 팔을 양옆으로 최대한 늘린다. `Point`

05
맨몸운동

앉기
어깨 앞으로 뻗었다가 당겨주기

1 앉은 자세에서 양팔을 앞으로 뻗어준다.
2 팔꿈치를 구부리면서 뒤로 당겨준다.

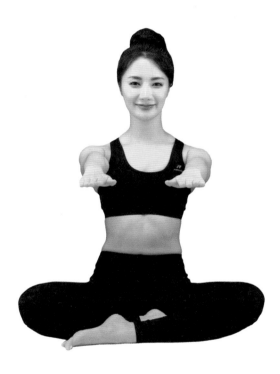

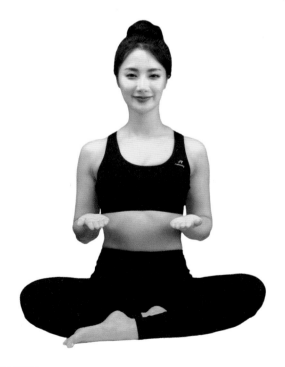

Point 팔을 뒤로 당겼을 때 어깨뼈를 대각선 아래쪽으로 강하게 모은다.

네발기기

어깨를 바닥에 닿게끔 돌려주기

1 네발기기 자세를 취한다.
2 한 쪽의 손등이 바닥에 닿게 한다.
3 손목을 돌리면서 바깥쪽으로 팔을 쭉 편다.

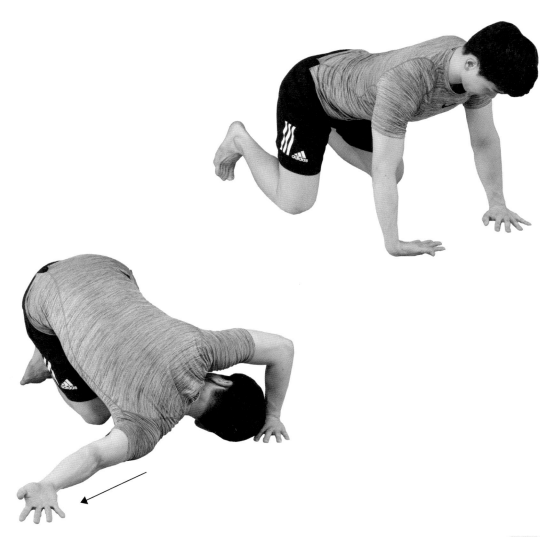

지지하는 팔은 자연스럽게 구부려주고, 머리는 몸 안쪽으로 들어가도록 한다. **Point**

서기

대각선으로 당기면서 이동하기

1 선 자세에서 양손을 마주 잡는다.
2 양손을 서로 바깥쪽으로 당긴다.
3 당긴 상태를 유지하면서 대각선으로 움직인다.

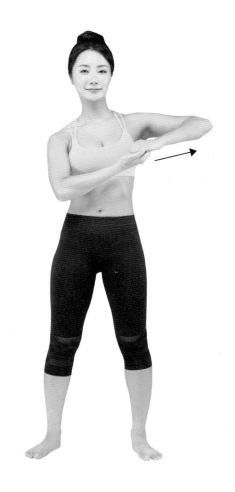

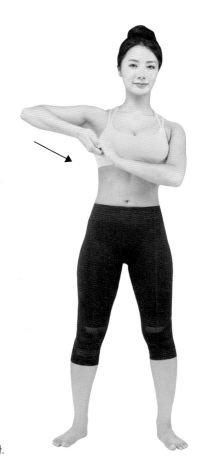

Point 돌림근이 쓰일 때는 위쪽 등세모근이 과하게 활성화되지 않게 한다.

앉아았거나
허리를 숙일 때
아프다면 하는 운동

: 마사지볼·폼롤러

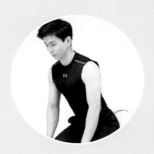

허리를 숙일 때 골반뿐만 아니라 넙다리두갈래근 즉, 허벅지 뒤 근육이 짧아져 있으면 골반의 움직임을 방해해 허리의 통증이 생기게 되므로 다리도 잘 풀어줘야 한다. 또한 오랜 시간 앉아있어도 골반 주변 근육들이 굳어져 허리에 통증이 생긴다. 골반 주변의 근육들을 풀어주면 허리로 가는 스트레스가 줄어들어 통증을 다스릴 수 있다.

01
마사지볼

하체

중간볼기근 풀기

1 위를 보고 누운 자세에서 무릎을 90도로 구부린다.
2 엉덩뼈 능선 바로 밑에 마사지볼을 놓는다.
3 무릎을 붙인 다음 엉덩이를 좌우로 움직인다.

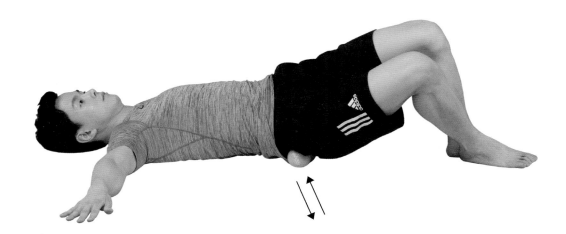

Point 무릎과 허리에 통증이 있는 경우에 적용해 주면 효과적이다.

하체

궁둥구멍근 풀기

1 위를 보고 앉은 다음 무릎을 90도로 구부린 후 한쪽 무릎을 바닥으로 내린다.
2 한쪽 팔은 바닥을 지탱하고 반대쪽 팔은 무릎을 지지한다.
3 바닥으로 내린 무릎 쪽 엉덩이 중간에 마사지볼을 놓는다.

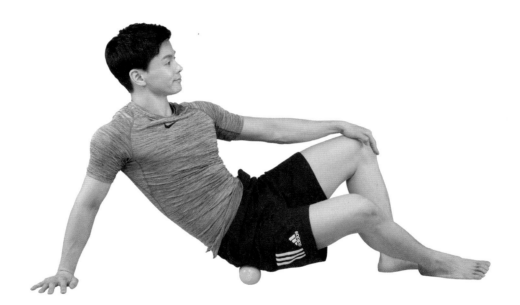

무릎과 허리에 통증이 있는 경우에 적용해 주면 효과적이다. `Point`

03
폼롤러

기본운동
복부 근육 풀기

1 폼롤러를 복부 근육 아래에 위치시키고 그 위에 엎드린다.
2 복부를 3등분으로 나눠 상(명치 아래), 중(배꼽 부분), 하(배꼽 아래) 부분에 폼롤러를 위치시킨다.
3 편안하고 깊은 호흡을 하며 복부 근육을 이완시킨다.

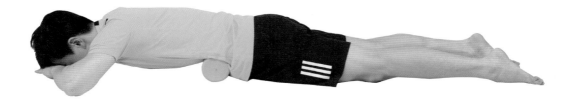

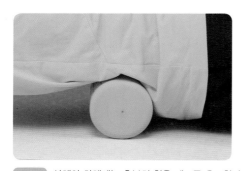

Point 상체와 하체에는 충분히 힘을 빼도록 유도한다.

허리네모근 근육 풀기

1 비스듬하게 누운 후 옆구리 부분에 폼롤러를 놓는다.
2 몸을 위아래로 움직이며 허리 밑(허리네모근) 전체를 마사지한다.
3 반대쪽도 같은 방법으로 마사지한다.

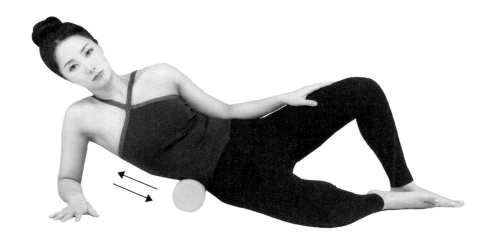

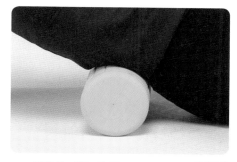

하체에는 힘을 최대한 빼는 것이 좋다. **Point**

기본운동

엉덩뼈 근육 풀기

1 고관절과 무릎을 자연스럽게 구부린 다음, 뒤쪽 엉덩뼈 아래에 폼롤러를 두고 그 위에 눕는다.
2 다리를 좌우로 천천히 회전시키며 엉덩뼈 뒤쪽과 엉덩이 근육을 마사지한다.

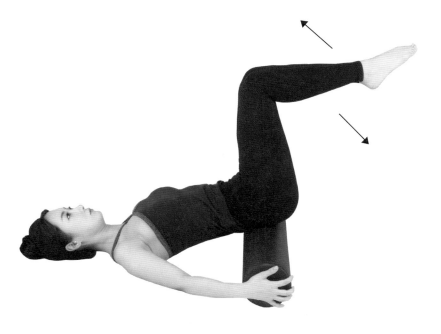

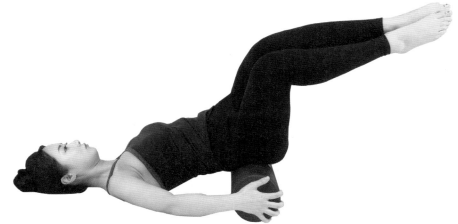

Point 허리에 통증이 있는 사람은 좌우 반복보다는 넘긴 상태에서 대어주는 정적인 방법으로 전환한다.

06
폼롤러

기본운동

허벅지 뒤 근육 풀기

1 폼롤러 위에 한쪽 허벅지를 올리고 가볍게 누른다.
2 반대편 다리는 접어둔다.
3 몸을 좌우로 움직이며 통증이 나타나는 부분을 마사지한다.

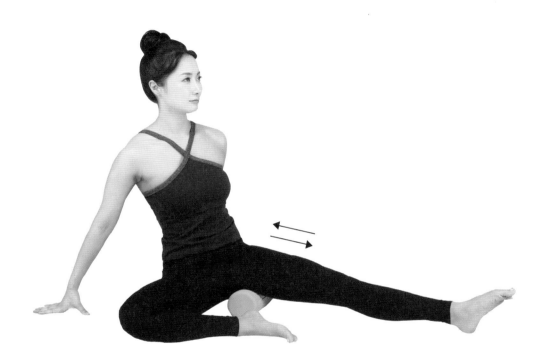

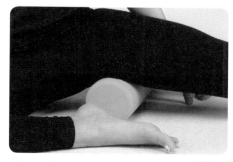

엉덩이를 바닥에 닿게 하고, 상체는 힘을 빼고 지지한다. **Point**

기본운동

07
폼롤러

허벅지 내측 근육 풀기

1 엎드린 자세에서 한쪽 엉덩관절과 무릎을 구부린 다음 허벅지 내측 근육에 폼롤러를 위치시킨다.
2 몸을 좌우로 조금씩 움직이며 허벅지 내측 근육 전체(무릎 내측 위~사타구니)를 마사지한다.

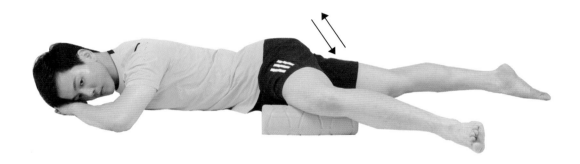

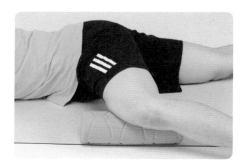

Point 무릎을 구부릴 때는 옆으로 90도 각도를 확실하게 만들어 준다.

강화운동

브릿지

1 폼롤러 위에 등을 대고 누운 다음 두 팔은 엉덩뼈 옆에 놓는다.
2 두 팔로 바닥을 지지하고 숨을 내쉬면서 엉덩이를 천천히 들어올린다.
3 천천히 제자리로 돌아온다.

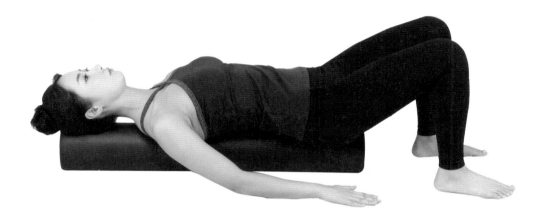

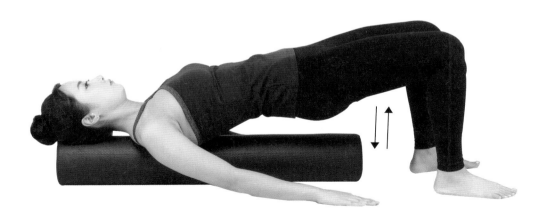

엉덩이를 들어 올릴 때는 복부와 엉덩이를 강하게 수축한다. **Point**

09 폼롤러

강화운동

엉덩관절 돌리기

1 꼬리뼈 윗부분을 폼롤러 위에 올린다.
2 다리와 머리는 서로 반대 방향으로 멀어지도록 천천히 돌린다. 이때 호흡은 입으로 뱉어준다.
3 다시 코로 숨을 들이쉬면서 시작 자세로 돌아온다.

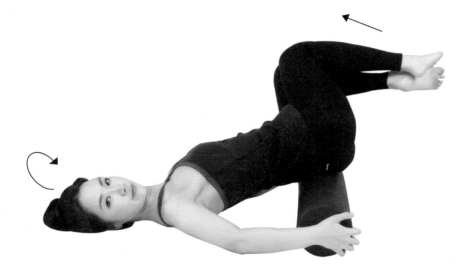

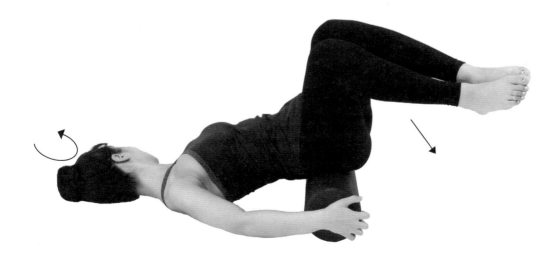

Point 양팔은 바닥을 강하게 지지하거나 폼롤러를 잡아 움직이지 않게 한다.

102

10 폼롤러 강화운동
조개

1 목 아래에 폼롤러를 가로로 배치한다.
2 양쪽 무릎을 90도로 구부린다.
3 위쪽 무릎은 90도로 유지한 채 그대로 하늘 방향으로 들어준다.

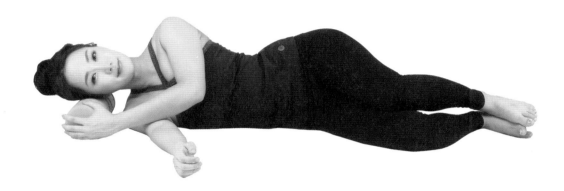

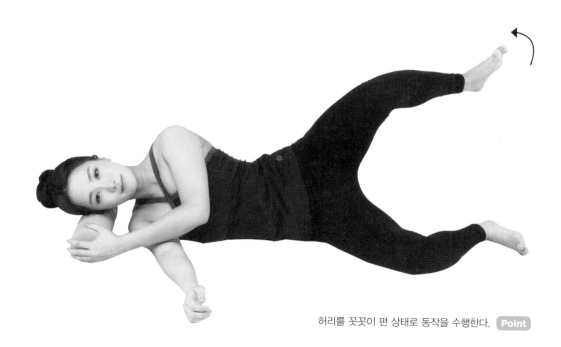

허리를 꼿꼿이 편 상태로 동작을 수행한다. **Point**

강화운동

허벅지 뒤 근육 동적 스트레칭

1 반원형의 폼롤러(혹은 사진과 같은 나무 발판)를 발 앞쪽에 놓고 살짝 밟는다.
2 양팔을 하늘로 쭉 뻗고, 시선은 손끝을 향하게 한다.
3 등을 꼿꼿이 편 상태를 유지하면서 등이 구부려지기 직전까지 양팔을 최대한 내려준다.
4 양손을 최대한 몸 라인에 따라서 올려준 후 ②번 동작을 반복한다.

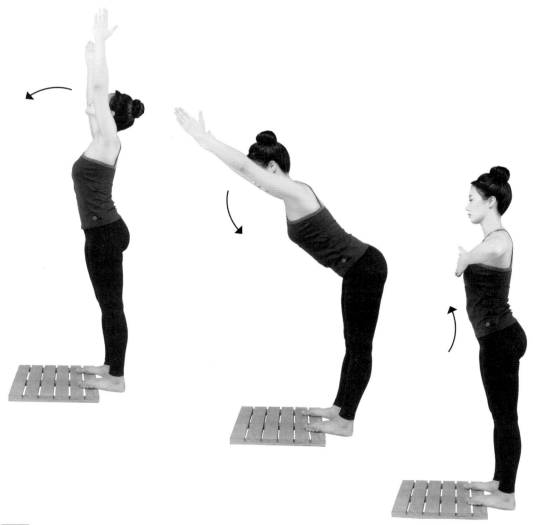

Point 시선은 항상 손끝을 바라본다.

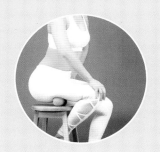

무릎 주변이 굳어질수록 무릎으로 가는 스트레스가 커지고 무릎의 관절낭이라든가 무릎뼈로 가는 충격이 높아지면서 무릎 연부조직의 손상이 심해진다. 이때는 무릎 주변의 근육을 풀어주고 강화하는 것이 좋다. 또한 무릎이 시리다는 것은 무릎뼈 안쪽 면이 닳아서인데, 나이가 많아지거나 점프나 쪼그려 앉기 등 무릎에 스트레스를 가하는 동작을 많이 했을 경우 무릎뼈 안쪽이 닳게 된다. 이때 무릎 주변을 강화해 주면 무릎의 압력이 낮아져 시린 증상이 줄게 된다.

<table>
<tr><td>01
마사지볼</td></tr>
</table>

하체

넙다리네갈래근 풀기

1 엎드린 다음 이마에 양쪽 손등을 댄다.
2 허벅지 정중앙에 마사지볼을 놓는다.
3 위아래로 움직이면서 통증이 제일 심하게 느껴지는 부분에 길게 댄다.

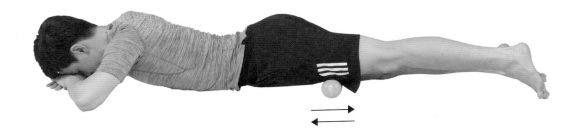

Point 무릎뼈 위아래에 통증이 있는 경우에 적용해 주면 효과적이다.

하체
넙다리두갈래근 풀기

1 의자에 앉아 등을 최대한 펴준다.
2 적용시키려는 허벅지 밑에 마사지볼을 놓는다.
3 위아래로 공을 움직이면서 통증이 느끼는 부분에 길게 적용한다.

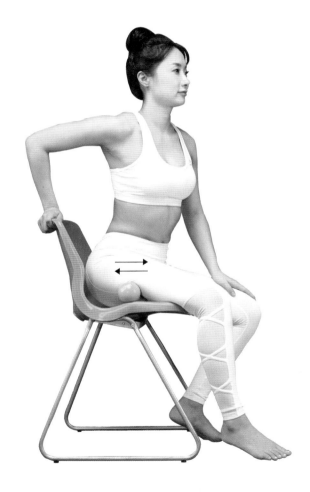

골반이 틀어지거나 허리에 통증을 느끼는 경우 적용하면 효과적이다. **Point**

03
마사지볼

하체

무릎 접합부 풀기

1 양손을 바닥에 대고 무릎을 꿇는다.
2 무릎 접히는 부분에 마사지볼을 놓는다.
3 천천히 앉으면서 더 강하게 적용을 해준다.

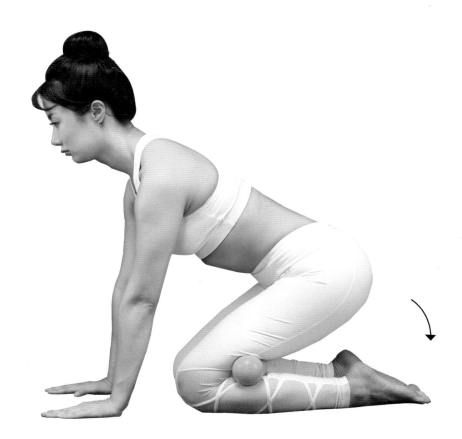

Point 무릎이 뻑뻑하거나 잘 구부려지지 않을 때 적용하면 효과적이다.

엄지발가락 잡고 엉덩뼈 회전

04 맨몸운동 · 앉기

1 검지를 이용해 양쪽의 엄지발가락을 잡는다.
2 무릎을 폈다가 굽힐 때 팔을 무릎 밖으로 넘겼다가 다시 안으로 들어온다.

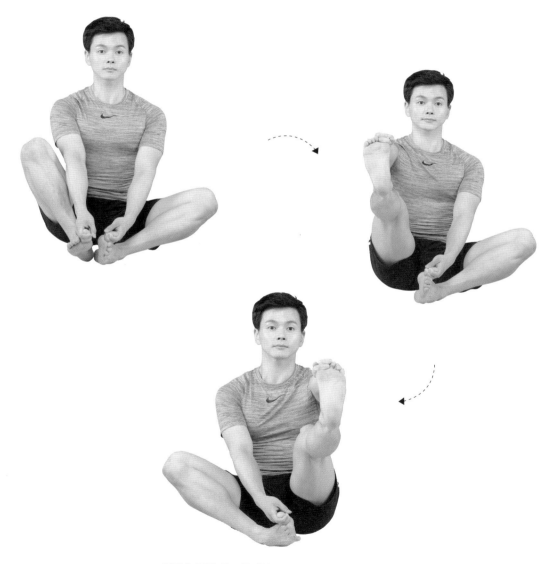

엄지발가락을 잡고 동작할 때 뒤로 넘어갈 수 있으니 중심을 잡고 천천히 진행한다. **Point**

05 맨몸운동 눕기

무릎 잡고 구른 뒤 한쪽 무릎 펴주기

1 앉은 자세에서 무릎을 구부린 후 양팔로 당기면서 뒤로 구른다.
2 일어날 때 한쪽 다리를 펴서 앞으로 숙인다.
3 그때 반대편 무릎은 구부려서 양손으로 잡아 당겨준다.
4 양다리를 번갈아가면서 동작한다.

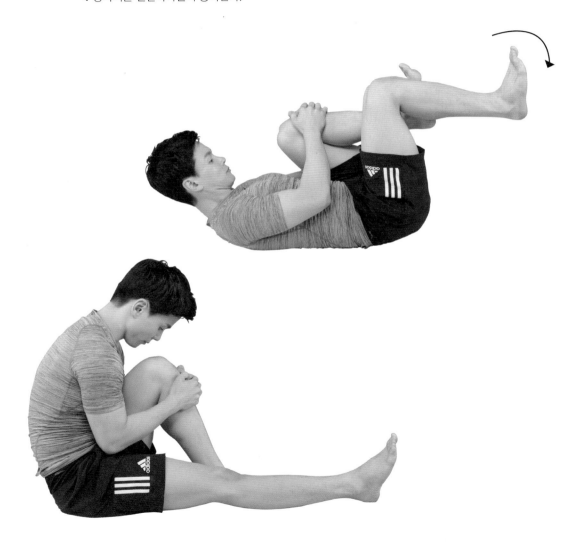

Point 뒤로 누울 때는 양쪽 무릎을 구부렸다가 일어날 때 한쪽 다리를 펴면서 일어난다.

스쿼트

네발기기

1 네발기기 자세에서 발목을 당겨준다.
2 한팔을 그대로 편 상태에서 엉덩이를 뒤꿈치 쪽으로 내린다.

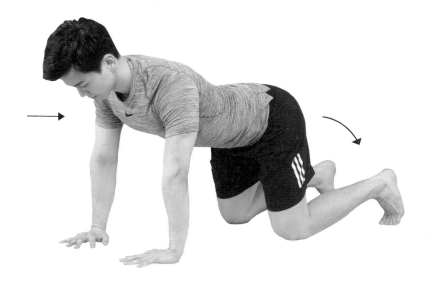

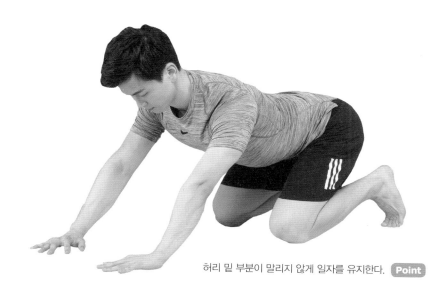

허리 밑 부분이 말리지 않게 일자를 유지한다. **Point**

네발기기

다리 모음근 스트레칭

1 네발기기 자세에서 한쪽 다리를 최대한 옆으로 벌린다.
2 발끝은 45도 앞으로 향하게 한 후 뒤로 앉는다.

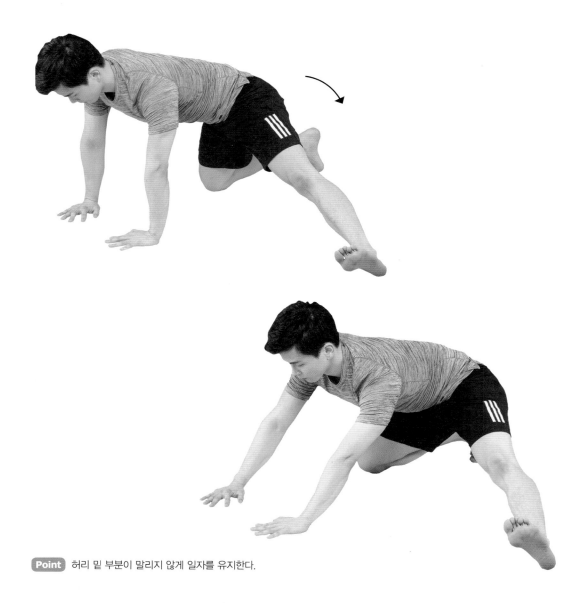

Point 허리 밑 부분이 말리지 않게 일자를 유지한다.

08
맨몸운동

네발기기
다리 벌려 스쿼트

1 네발기기 자세에서 무릎 사이의 간격을 최대한으로 넓힌다.
2 무릎 밑에 정강이 부분을 일직선으로 쭉 편다.
3 바닥에 팔꿈치를 대고 엉덩이를 뒤로 빼면서 앉는다.

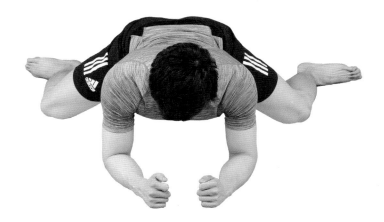

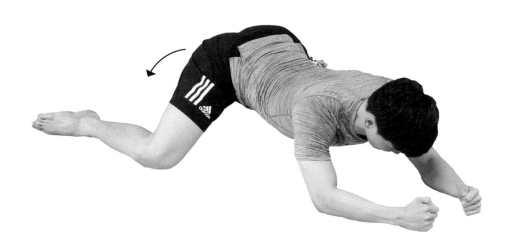

허리 밑 부분이 말리지 않게 일자를 유지한다.

09
맨몸운동

반 무릎
런지 자세 후 앉기

1 반 무릎 자세를 취한다.
2 앞쪽 무릎을 앞으로 밀어준다.
3 뒤로 앉으면서 앞쪽 무릎을 쭉 편다. 이때 상체는 앞으로 숙인다.

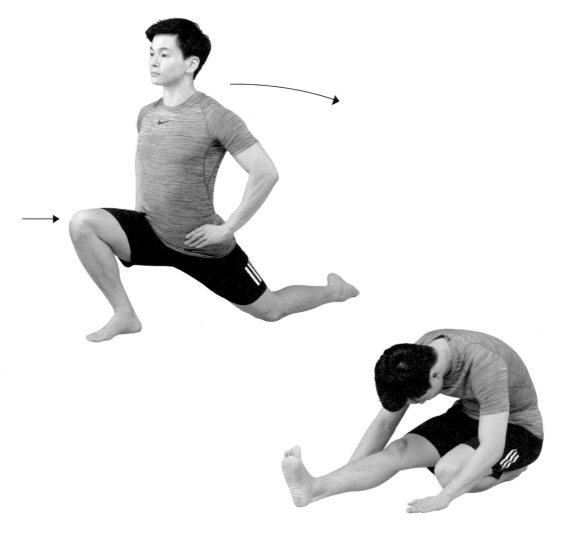

Point 앞쪽으로 런지 자세를 취할 때는 발뒤꿈치가 바닥에서 떨어지지 않게 한다.

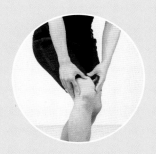

무릎뼈 위로는 넙다리네갈래근, 아래로는 무릎 인대가 있는데 그곳에 염증이 생긴 경우에 통증이 생긴다. 점프를 하거나 내리막길을 갈 때, 무릎을 구부릴 때 주로 나타나는데 이때는 무릎 주변의 근육을 풀어줘 통증을 다스릴 수 있다.

무릎뼈 양 측면에 통증이 있다면 무릎뼈, 무릎 관절낭, 무릎 관절 등에 문제가 생겼을 확률이 높다. 이때는 무릎 주변의 연부조직을 이완해 통증을 다스릴 수 있다.

하체
엉덩허리근 풀기

1 엎드린 다음 이마에 양쪽 손등을 댄다.
2 배꼽에서 대각선 아래 3~5㎝에 마사지볼을 놓는다.
3 위아래로 움직여서 통증이 느껴지는 부분에 길게 댄다.

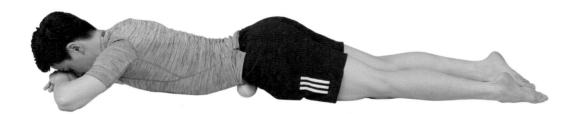

Point 허리에 통증이 있는 경우에 적용해 주면 효과적이다.

하체

02 마사지볼 엉덩정강띠 풀기

1 옆으로 누운 다음 허벅지 중간에 마사지볼을 놓는다.
2 앞뒤, 위아래로 움직이면서 제일 통증이 느껴지는 부분에 길게 댄다.

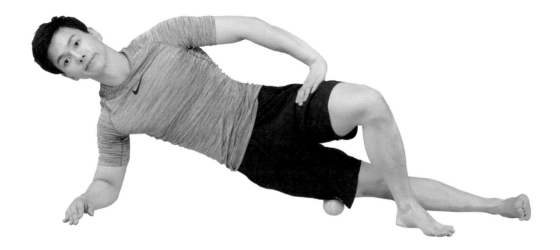

무릎 외측에 통증이 있을 때 적용해 주면 좋다. `Point`

03 마사지볼 | 하체
모음근 풀기

1 엎드린 자세에서 무릎을 옆으로 90도 구부린다.
2 무릎 안쪽에 마사지볼을 놓는다.
3 허벅지 안쪽으로 움직이면서 제일 통증이 느껴지는 부분에 길게 댄다.

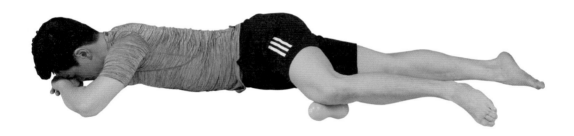

Point 무릎 안쪽에 통증이 있을 때 적용하면 효과적이다.

04
맨몸운동

옆으로 눕기

무릎 펴고 다리 옆으로 들기

1 옆으로 누운 자세에서 팔베개를 해준다.
2 발목을 몸쪽으로 당기고 옆으로 든다.

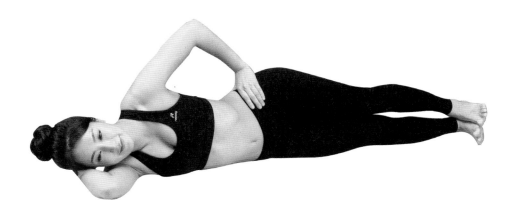

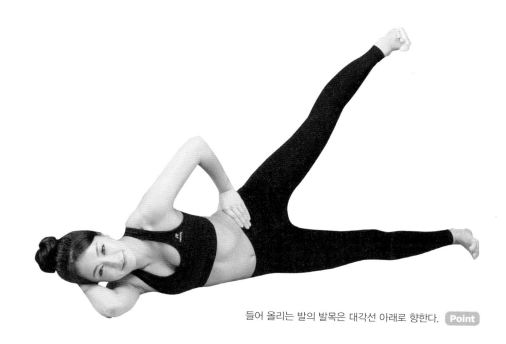

들어 올리는 발의 발목은 대각선 아래로 향한다. **Point**

05
맨몸운동

옆으로 눕기
무릎 펴고 다리 돌려주기

1 옆으로 누워서 팔베개를 한다.
2 다리를 뒤로 뻗은 다음 원을 그리면서 돌린다.

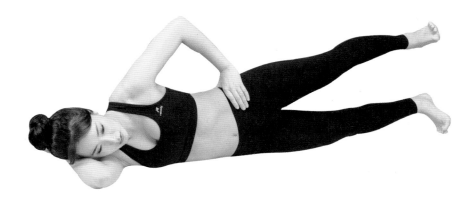

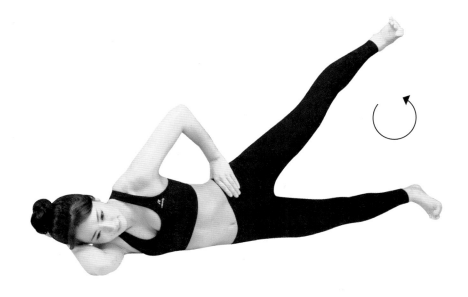

Point 허리에 손을 대면 다리를 돌릴 때 몸통이 뒤로 넘어가는 것을 막을 수 있다.

옆으로 눕기

팔꿈치로 버틴 후 무릎 구부리고 옆으로 다리 들기

1 옆으로 누운 다음 팔꿈치를 구부려 엉덩이를 든 후 무릎을 90도로 구부린다.
2 바닥에 닿지 않은 반대쪽 다리는 쭉 편다.
3 반대쪽 다리를 그대로 옆으로 든다.

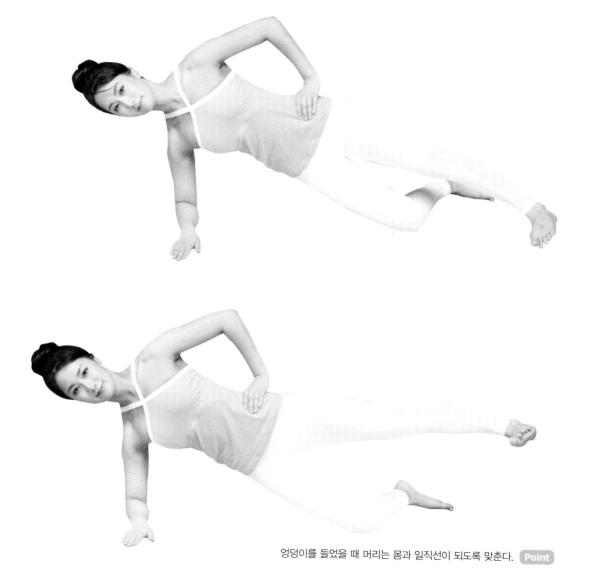

엉덩이를 들었을 때 머리는 몸과 일직선이 되도록 맞춘다. **Point**

옆으로 눕기

팔꿈치로 버틴 후 무릎 구부리고 앞뒤로 다리 움직이기

1 옆으로 누운 다음 팔꿈치를 구부려 상체를 지지한 후 무릎을 90도로 구부린다.
2 엉덩이를 들면서 다리는 구부린 상태를 유지한 채 옆으로 든다.
3 위쪽 다리를 앞으로 굴곡해서 이동하고 다시 원위치로 온다.

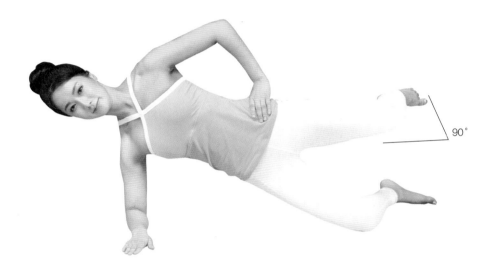

90°

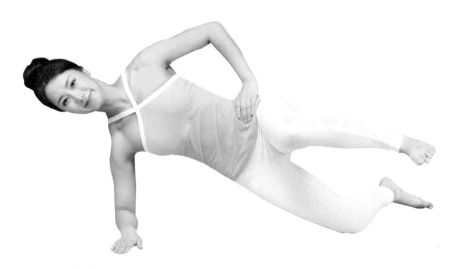

`Point` 엉덩이를 들었을 때 머리는 몸과 일직선이 되게 맞춘다.

08 **맨몸운동** 엎드리기
무릎 구부려서 엉덩뼈 회전

1 엎드린 자세에서 무릎을 90도 구부린다.
2 엉덩뼈를 회전해서 무릎을 좌우로 움직인다.

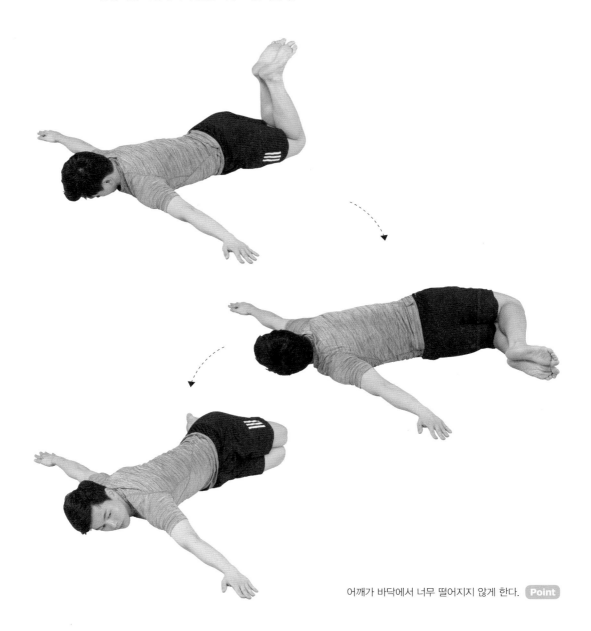

어깨가 바닥에서 너무 떨어지지 않게 한다. **Point**

09
맨몸운동

네발기기

엉덩뼈 오프너

1 네발기기 자세에서 무릎 사이의 간격을 최대한 넓혀준다.
2 발뒤꿈치는 모은 후 허벅지와 엉덩뼈를 회전시킨다.

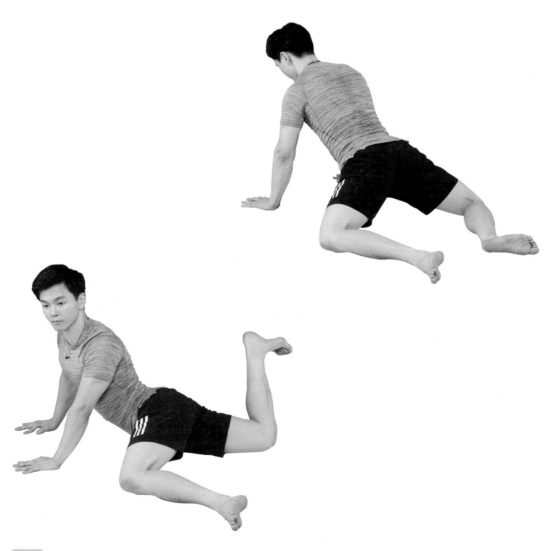

Point 팔이 먼저 이동하고 그 다음에 엉덩뼈를 회전시킨다.

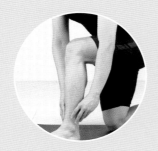

발목이 한번 접질리면 발목, 특히 외측을 포함한 주변 연부조직의 손상으로 인대가 늘어나면서
발목이 불안정하게 된다. 이때는 발목 주변의 연부조직을 마사지볼과 폼롤러로 풀어주고, 신체
의 밸런스를 올려 주면 발목의 불안감과 통증을 다스릴 수 있다.

01
마사지볼

하체

앞정강근 풀기

1 팔을 바닥에 대고 무릎을 꿇는다.
2 무릎뼈 밑의 앞정강근에 마사지볼을 놓는다.
3 반대편 다리를 적용시키려는 다리 발목 위에 올려 압력을 증가시킨다.

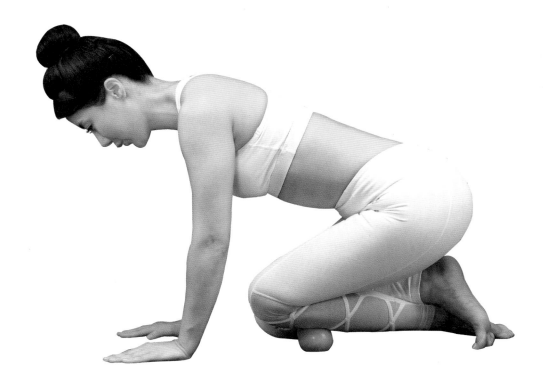

Point 러닝을 하거나 앉았다가 일어났다 하는 자세를 더 잘 수행하도록 도와준다.

02
마사지볼

하체
긴종아리근 풀기

1 옆으로 누운 다음 다리를 최대한 편다.
2 종아리뼈 옆으로 마사지볼을 놓는다.
3 양팔은 바닥을 잘 지지한 상태에서 위아래로 움직이며 적용한다.

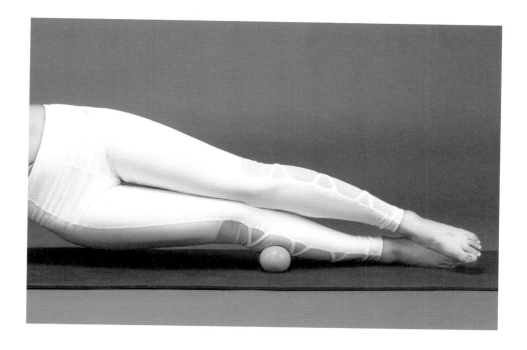

발목이 불편하거나 통증이 있을 때 적용하면 효과적이다. **Point**

허벅지 앞 근육 풀기

03
폼롤러

기본운동

1 폼롤러를 허벅지 중간 부분에 위치시킨 다음 그 위에 엎드린다.
2 몸을 위아래로 움직이며 허벅지 앞 근육 전체(**엉덩뼈~무릎**)를 마사지한다.

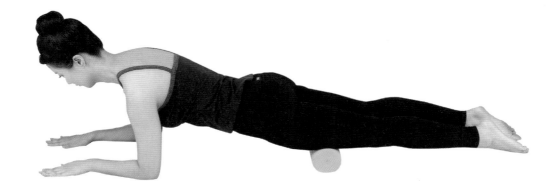

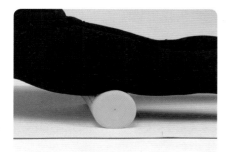

Point 많이 아픈 부위가 있다면, 그 지점에서 동작을 멈추고 폼롤러를 대주기만 한다.

04
폼롤러

기본운동
허벅지 외측 근육 풀기

1 폼롤러를 외측 엉덩뼈 튀어나온 곳 바로 아랫부분에 위치시키고 그 위에 옆으로 눕는다.
2 몸을 위아래로 조금씩 움직이며 허벅지 외측 근육 전체(엉덩뼈~무릎 외측 위)를 마사지한다.

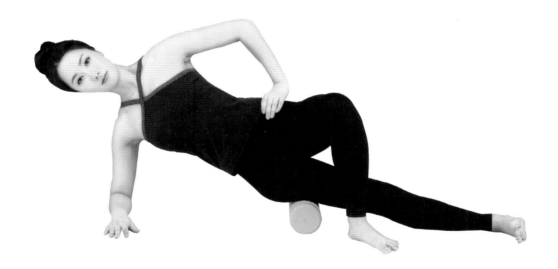

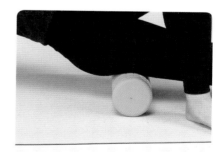

상체를 팔로 지지해서 상체가 돌아가지 않게 한다 **Point**

129

05 폼롤러 기본운동
종아리 뒤 근육 풀기

1 폼롤러 위에 한쪽 종아리를 올려놓고 반대편 다리를 그 다리 위에 올린 후 가볍게 누른다.
2 몸을 위아래로 움직이며 종아리의 3분의 1지점을 마사지한다.

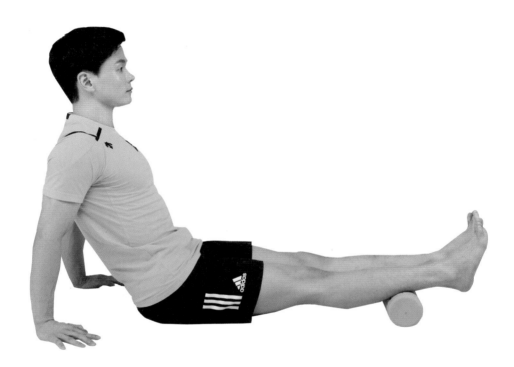

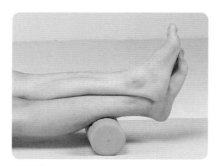

Point 너무 통증이 심한 경우 양 다리를 뻗은 후, 좌우로 움직이기만 한다.

기본운동
정강이 근육 풀기

1 한쪽 다리의 엉덩관절과 무릎을 구부려 폼롤러 위에 올린다. 그 이후 반대편 다리를 접어서 사진처럼
반대편에 포개어 올린다.
2 몸을 앞뒤로 움직이며 정강이를 마사지한다.
3 반대쪽도 같은 방식으로 마사지한다.

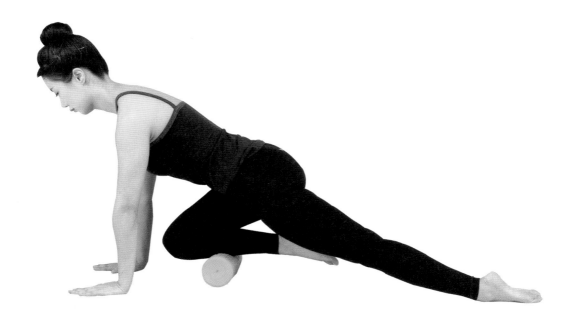

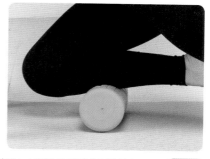

상체를 더욱 앞으로 숙이면 더 강하게 압박할 수 있다. `Point`

강화운동

한 다리로 앉았다 일어서기

1 폼롤러를 발등 위에 세로로 놓고 같은 방향의 팔을 이용해 잡는다.
2 사진처럼 한쪽 무릎을 살짝 구부려 앉는다.

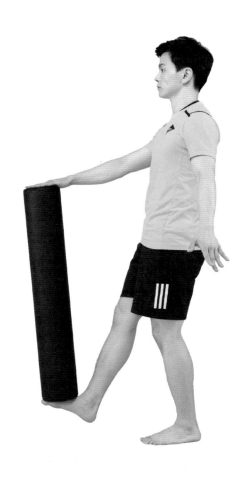

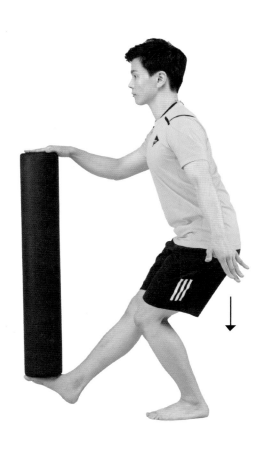

Point 등을 꼿꼿이 펴고 앉을 수 있을 만큼만 앉았다가 일어난다. 동작이 어려우면 한손을 벽에 대고 진행한다.

08 폼롤러 강화운동 밸런스 잡기

1 폼롤러를 바닥에 가로로 놓는다.
2 폼롤러 위에 올라가 중심을 잡고, 하체를 약간 구부린다.

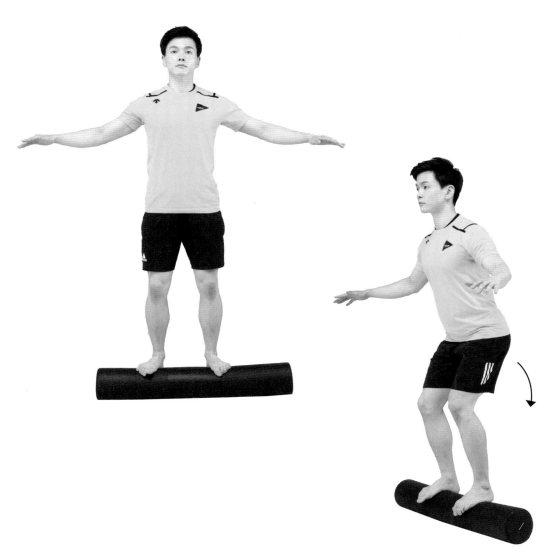

처음에는 벽 또는 지지할 수 있는 막대기를 이용해서 잡고 진행한다. Point

09 맨몸운동 서기
한쪽 무릎 들고 발목 돌리기

1 선 자세에서 한쪽 다리를 들어 무릎 각도를 90도로 유지한다.
2 균형을 유지하면서 다리를 올린 쪽의 발목을 돌린다.

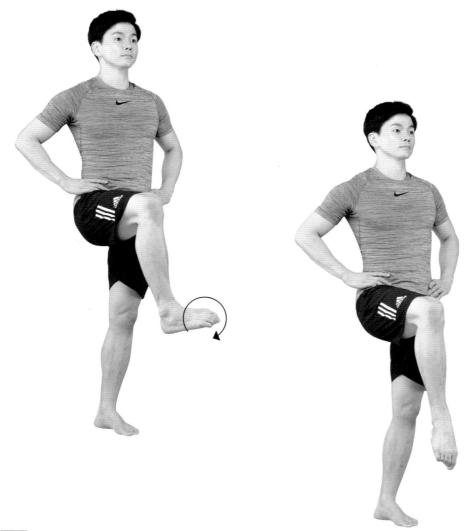

Point 바닥에 닿아 있는 발의 발가락에 힘을 줘서 강하게 바닥을 지지한다.

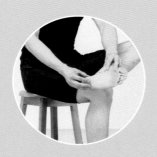

발바닥에는 족저근막이 있는데, 오래 걷거나 하이힐을 오래 신었을 경우 족저근막이 짧아져 통증이 생길 수 있다. 아킬레스건의 경우에는 추운 겨울 아무런 준비 없이 갑자기 달리는 경우 아킬레스건에 무리가 가면서 손상될 수 있고, 반복적으로 점프를 하는 운동의 경우에도 문제가 발생할 수 있다. 족저근막과 아킬레스건, 종아리는 서로 유기적으로 이어져 있어서 발바닥의 근육과 족저근막, 종아리를 잘 풀어주면 발바닥과 아킬레스건의 통증을 극복할 수 있다.

01
마사지볼
하체
장딴지근 풀기

1 앉은 자세에서 두 다리를 최대한 편다.
2 적용시키려는 다리의 3분의 1지점에 마사지볼을 놓는다.
3 반대편 다리를 포갠 다음 압력을 증가시킨다.

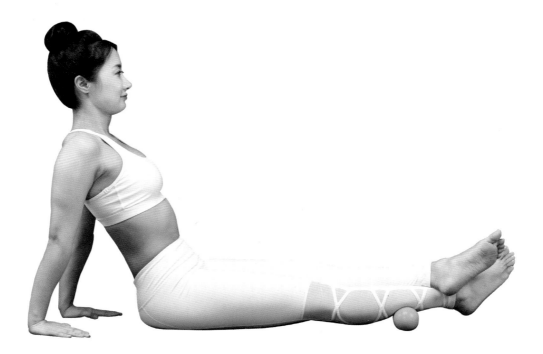

Point 마사지볼을 놓은 상태에서 발목을 당기고 밀어주면 더 효과적으로 이완시킬 수 있다.

02
마사지볼

하체

종아리안쪽 풀기

1 옆으로 누운 다음 한쪽 무릎을 구부리고 위에 위치한 무릎은 쭉 편다.
2 종아리 안쪽 중간에 마사지볼을 놓는다.
3 위아래로 움직이면서 가장 통증이 느껴지는 부위에 길게 적용한다.

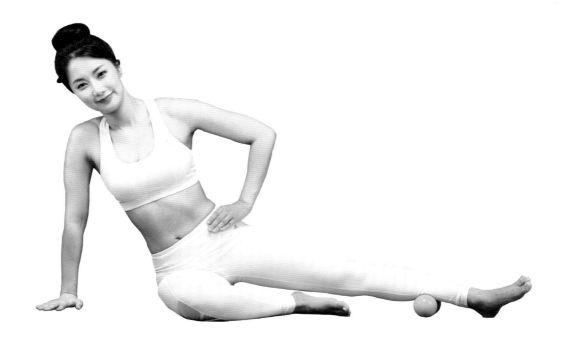

발바닥이 피로하거나 발바닥 아치가 무너진 경우에 적용하면 효과적이다. **Point**

03
마사지볼

하체
족저근막 풀기

1 선 자세에서 적용시키려는 발바닥에 마사지볼을 놓는다.
2 발바닥으로 마사지볼을 앞뒤로 굴린다.

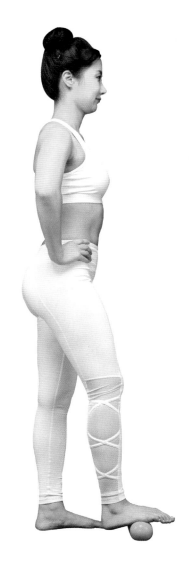

Point 종아리의 피로도가 높은 경우 발바닥까지 풀어주면 효과적이다.

04
폼롤러

기본운동

발바닥 근육 풀기

1 폼롤러 위에 발바닥을 올려놓고 체중을 이용해 누른다.
2 다리를 앞뒤로 움직이며 발바닥 전체를 마사지한다.
3 반대쪽도 같은 방식으로 마사지한다.

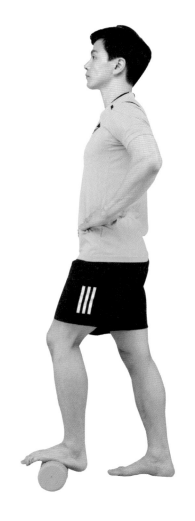

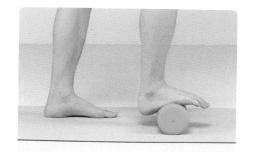

앞뒤로 굴리며 뭉친 부위를 찾고, 뭉친 부위는 30~60초 지그시 누른 채 깊게 호흡한다. **Point**

05 맨몸운동 앉기
교차로 발목 당겼다가 펴기

1 앉은 자세에서 양손으로 바닥을 눌러서 등을 꼿꼿이 편다.
2 발목을 한쪽씩 번갈아가며 몸쪽으로 당겼다가 반대쪽으로 쭉 편다.

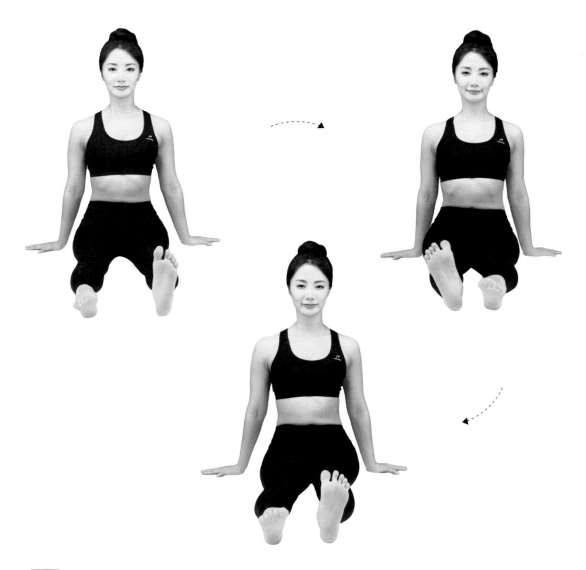

Point 발목을 펴고 접을 때는 엉덩뼈가 움직이지 않게 컨트롤한다.

06
맨몸운동

앉기
무릎 세워 앉기①

1 한쪽 무릎을 세운 후 앉는다.
2 팔을 이용해 무릎을 당기면서 허리는 꼿꼿이 편다.
3 반대편 팔은 바닥을 지지한다.

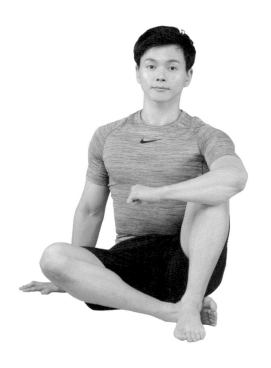

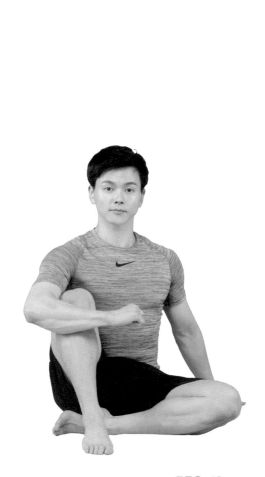

무릎을 세운 쪽 엉덩이에 힘을 줘 양쪽 엉덩이가 바닥에서 떨어지지 않게 한다.

07
맨몸운동

앉기

무릎 세워 앉기②

1 한쪽 무릎을 세워서 앉고, 반대편 무릎은 접는다.
2 두 무릎 사이의 각도는 90도로 만든다.
3 양팔을 두 무릎 사이 바닥에 두고 지지한 후, 허리를 꼿꼿이 편다.

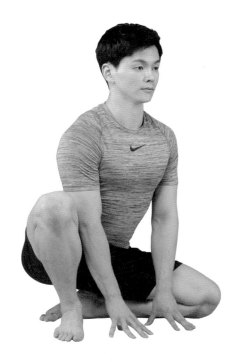

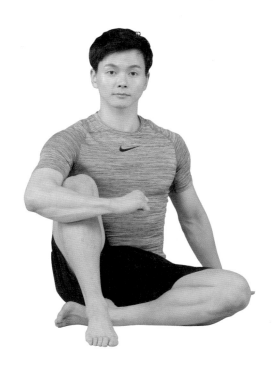

Point 세운 무릎의 발뒤꿈치가 바닥에서 떨어지지 않게 한다.

08 맨몸운동

앉기

엄지발가락 잡고 무릎 뻗기

1 자리에 앉아 검지를 이용해 양쪽의 엄지발가락을 잡는다.
2 등을 최대한 꼿꼿이 세운 후 무릎을 한쪽씩 편다.

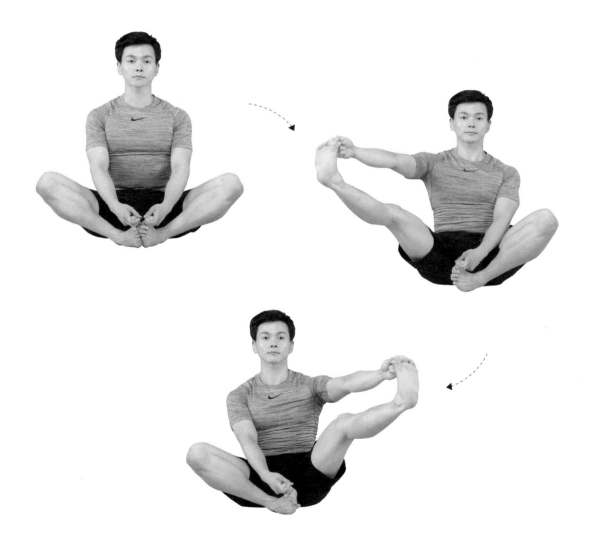

엄지발가락을 잡고 운동할 때 뒤로 넘어갈 수 있으니 중심을 잡고 천천히 진행한다. **Point**

143

09 맨몸운동

서기

엄지발가락 잡고 무릎 펴기

1 스쿼트 자세를 취한다.
2 양팔을 무릎 사이에 둔 다음 발 앞부분을 잡는다.
3 무릎을 폈다 구부리기를 반복한다.

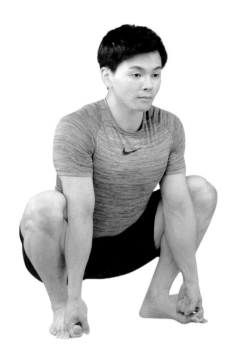

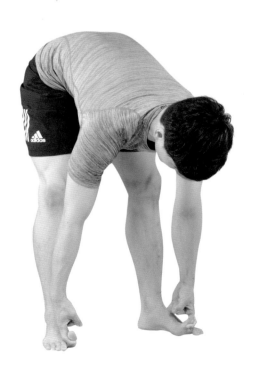

Point 팔이 무릎 안쪽에 위치하도록 한다.

144

L.
오십견에
좋은
운동

: 폼롤러·맨몸운동

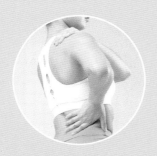

오십견은 동결견이라고도 하는데, 50대에 들어서 많이 발생해 오십견이라는 말이 생기게 됐다고 한다. 그러나 요즘에는 20~30대에서도 많이 보이는데 어깨를 자주 사용하지 않아 관절 운동이 비정상적으로 제한되는 구축현상으로 발생한다. 또한 체형적인 문제, 너무 무리하게 어깨를 쓰다 보면 어깨에 염증이 생기고, 그것이 석회화되면서도 발생한다. 이를 방지하기 위해서는 어깨를 자주 움직여야겠지만, 어깨 주변 부분을 풀고 강화해주는 것도 중요하다. 또한 어깨뼈를 움직이게 하는 등뼈의 가동성에 크게 영향을 주기에 어깨뼈의 가동성을 좋게 해준다면 통증을 줄일 수 있다.

01 강화운동
폼롤러 **백조**

1 폼롤러를 머리 위에 두고 바닥에 엎드린 다음 두 팔을 폼롤러 위에 올린다.
2 어깨뼈를 엉덩이 방향으로 끌어내리며 폼롤러를 가슴 방향으로 당긴다.
3 호흡은 입으로 뱉고, 복부를 수축시키며 상체를 들어 올린다.

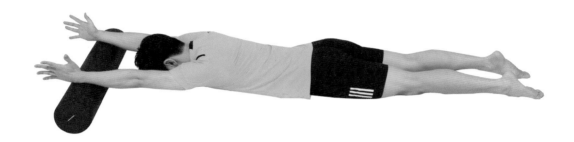

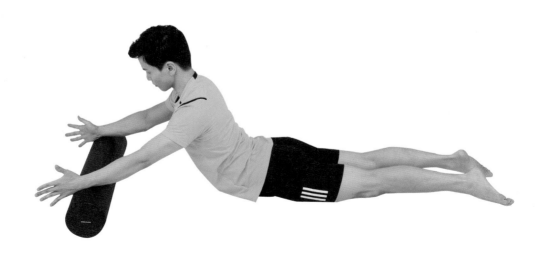

Point 상체가 올라왔을 때 고개는 밑을 봐서 머리부터 허리까지 일직선이 되게 한다.

강화운동
인어공주

1 왼팔은 길게 포물선을 그리며 왼쪽 옆구리를 스트레칭시켜준다. 이때 호흡은 입으로 내뱉는다.
2 코로 숨을 들이마시며 시작 자세로 돌아온다.
3 왼팔을 오른팔과 몸통 사이로 넣어주며 몸통을 회전시킨다. 이때 호흡은 입으로 내뱉는다.

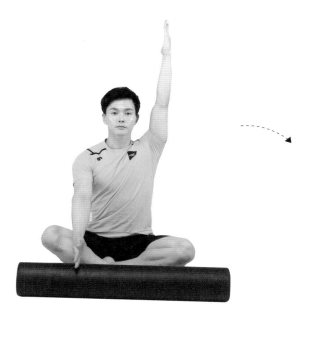

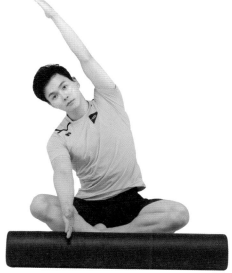

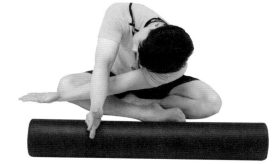

최대 가동범위 내에서 동작한다. Point

앉기

사선으로 앉아 허리네모근 스트레칭

1 한쪽 다리를 바깥으로 향하게 접는다.
2 바닥을 지지하는 팔을 다리와 수평선으로 놓는다.
3 반대쪽 팔을 최대한 사진처럼 접었다가 대각선 방향으로 쭉 펴준다. 반복해서 실시한다.

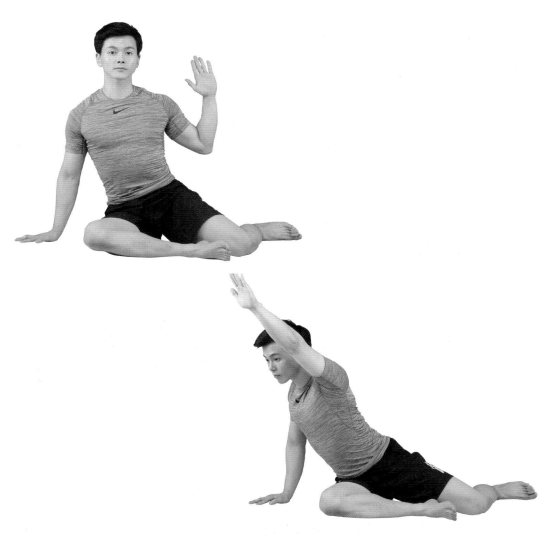

Point 허리네모근이 더 잘 늘어날 수 있게 엉덩이를 양쪽 모두 바닥으로 누른다.

148

04 맨몸운동 | 엎드리기
상체 들고 어깨 비틀기

1 엎드린 다음 상체를 들고 양팔을 좌우로 벌린다.
2 한 손은 뒤로 돌려주고, 반대 손을 앞으로 돌린다.
3 좌우 진행할 때 손을 뒤로 돌려준 쪽으로 시선을 이동한다.

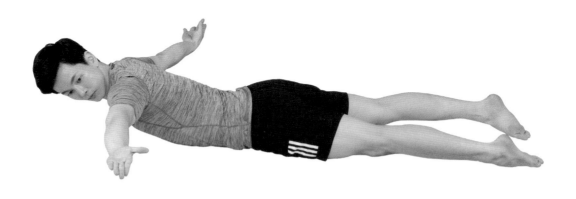

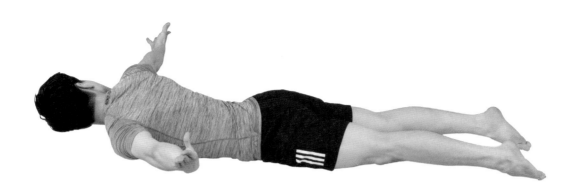

머리를 과도하게 들 경우 목덜미가 불편해질 수 있으므로, 고개는 바닥을 향하게 하고 시선을 이동하며 진행한다.

05
맨몸운동

네발기기

무릎 구부린 채 한손 뒷짐 지고 등뼈 회전

1 네발기기 자세를 취한 후 뒤로 앉는다.
2 한쪽 팔꿈치를 무릎 사이에 둔다.
3 반대쪽 팔은 뒷짐 진 후 등뼈를 회전시킨다.

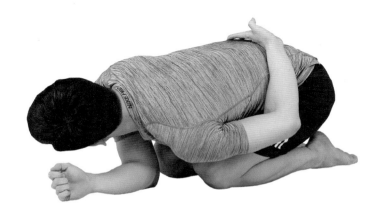

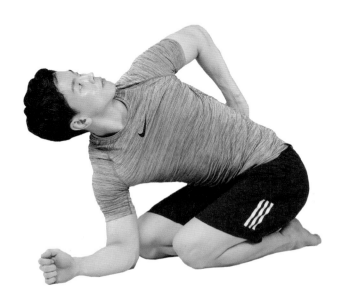

Point 회전할 때 시선은 위로 향하게 한다.

반 무릎

반 무릎 자세 후 옆으로 기울이기

1 반 무릎 자세에서 한쪽 팔을 위로 뻗는다.
2 뻗은 팔을 반대편 어깨 쪽으로 넘긴다.

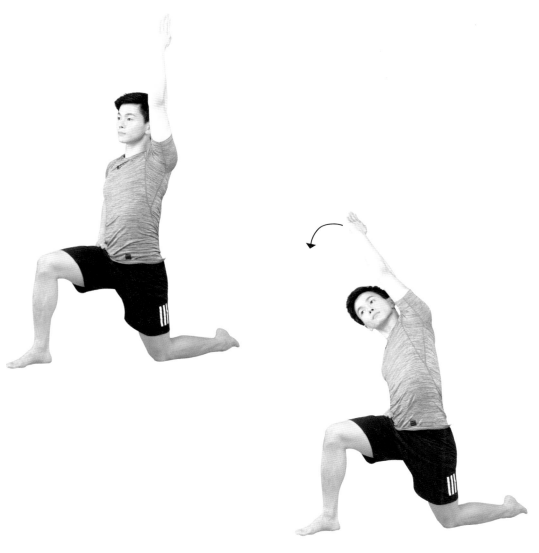

동작을 수행할 때 팔이 먼저 이동하고 그 다음에 엉덩뼈를 회전시킨다. **Point**

반 무릎

반 무릎 자세에서 팔꿈치 바닥에 닿은 후 몸통 회전

1 반 무릎 자세에서 앞쪽 다리를 더 넓게 옮겨준다.
2 팔꿈치를 앞쪽 다리 발바닥 옆에 오게 하고, 반대쪽 손은 팔꿈치를 펴서 바닥을 지지한다.
3 등뼈 회전을 하면서 바닥에 닿았던 팔꿈치를 펴고, 손은 하늘 위로 향하게 한다.

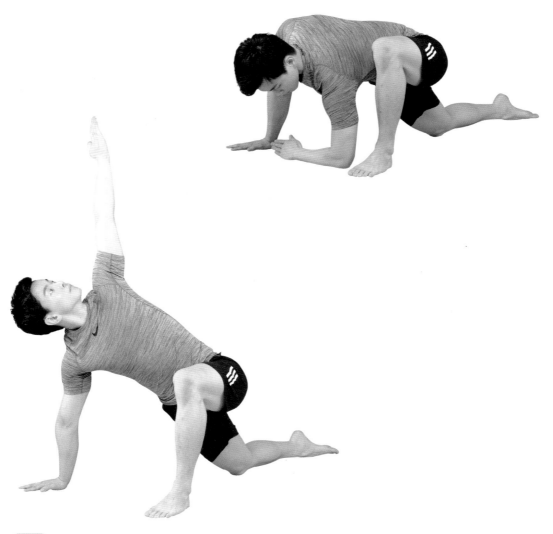

Point 시선은 손끝을 향하게 하고 천천히 진행한다.

M.

오다리이거나 X다리일 때 하는 운동

: 폼롤러·맨몸운동

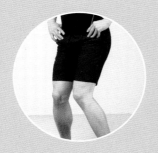

오다리나 X다리는 골반의 부정렬이 원인이 될 수도 있다. 따라서 골반을 제대로 교정해야 하는데 이를 위해서는 골반의 가동성을 향상시키고 골반 주변의 근육을 강화하는 게 필요하다. 그리고 무릎 주변의 근육들이 골반과 이어져 있어 무릎 주변의 근육들도 풀어준다면 오다리, X다리와 같은 골반의 체형을 바로 잡을 수 있다.

강화운동
한 다리 앞으로 뻗기

1 한쪽 다리를 펴서 발목 뒷부분을 폼롤러 위에 댄다.
2 다리를 멀리 보냈다가 다시 처음 자세로 돌아온다.

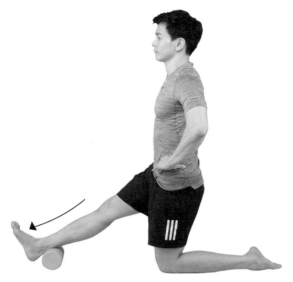

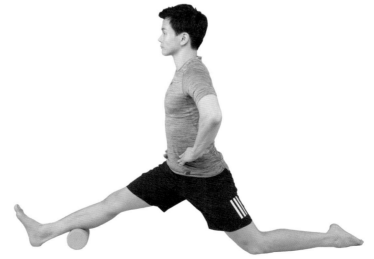

Point 최대한 가동범위를 크게 하면서 천천히 진행한다.

02
맨몸운동

눕기
한쪽 허벅지 뒤 잡고 반대편 다리 올렸다 내리기

1 누운 자세에서 양다리를 쭉 펴서 올린다.
2 한쪽 다리의 허벅지 뒤를 양손으로 잡는다.
3 반대편 다리를 올렸다가 내리기를 반복한다.

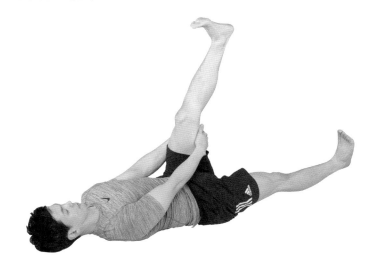

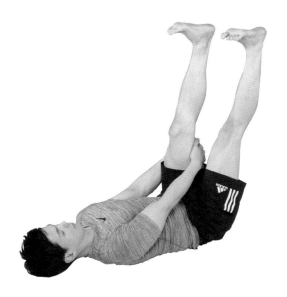

무릎을 굽히지 않은 채 발목을 몸쪽으로 당긴다. **Point**

03 맨몸운동 옆으로 눕기

무릎 구부리고 클램셋

1 옆으로 누운 다음 팔꿈치를 구부려 상체를 지지한 후 무릎을 90도로 구부려 준다.
2 엉덩이를 들면서 다리는 구부린 상태를 유지한 채 옆으로 든다.

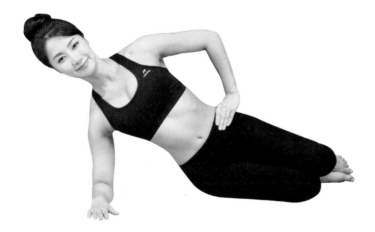

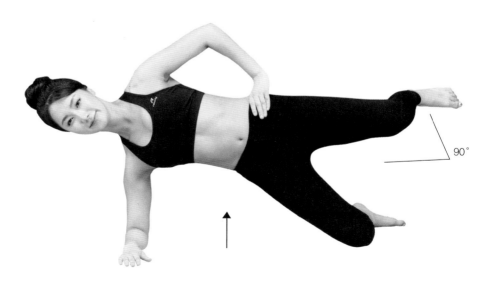

90°

Point 엉덩이를 들었을 때 머리는 몸과 일직선이 되도록 맞춘다.

156

옆으로 눕기

사이드 플랭크 후 다리 앞뒤로 흔들기

1 옆으로 누운 다음 팔꿈치로 몸을 지지한다.
2 엉덩이와 위쪽의 다리를 함께 든다.
3 윗다리를 앞뒤로 움직여준다.

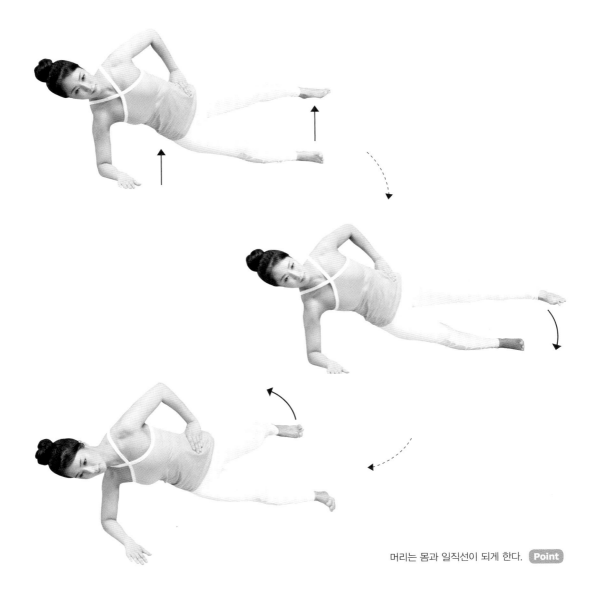

머리는 몸과 일직선이 되게 한다. **Point**

엎드리기
무릎 구부린 후 옆으로 당기기

1 엎드린 자세에서 무릎을 뒤로 90도 구부린다.
2 허벅지를 띄운 후 몸 옆으로 90도 당겨준다.
3 다시 ①번 자세로 돌아온다.

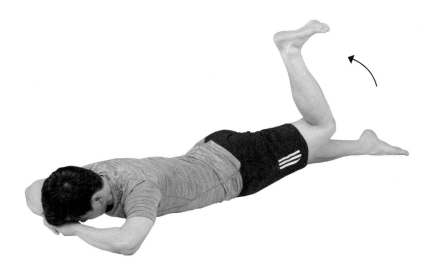

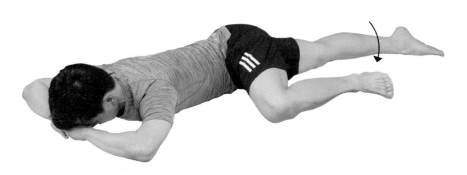

Point 양 발목은 몸쪽으로 당긴 상태를 유지한다.

네발기기

무릎 살짝 띄운 후 대각선 팔꿈치와 무릎 터치 후 뻗어주기

1 네발기기 자세에서 양쪽 무릎을 살짝 띄운다.
2 한쪽 팔꿈치와 대각선 방향의 무릎을 터치한 후 그대로 쭉 편다.

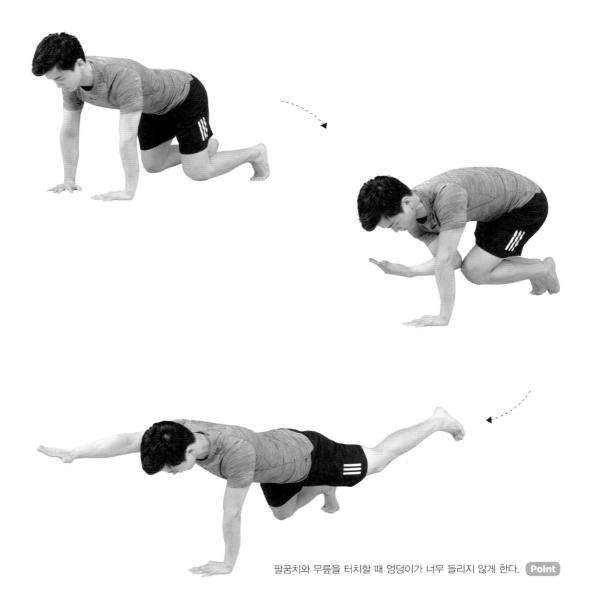

팔꿈치와 무릎을 터치할 때 엉덩이가 너무 들리지 않게 한다. **Point**

서기
맨몸운동 07

스쿼트 후 양 팔꿈치로 무릎 벌리고 좌우로 움직이기

1 다리를 벌려서 스쿼트 자세를 취한다.
2 팔을 합장한 후 팔꿈치를 이용해 양쪽 무릎을 벌린다.
3 좌우로 움직여서 엉덩뼈를 더 펴준다.

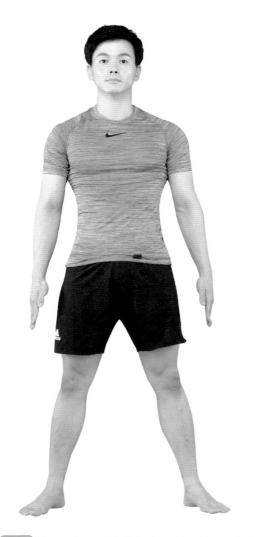

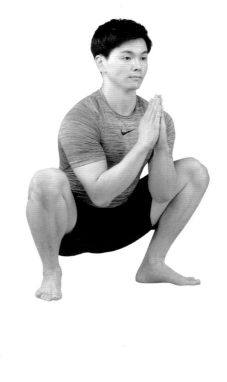

Point 스쿼트 자세를 취할 때 발뒤꿈치가 떨어지지 않게 한다.

08
맨몸운동

서기

벽 옆에 서서 한쪽 무릎 들고 벽 쪽으로 밀기

1 벽 옆에 선 다음 벽 쪽의 무릎을 90도로 구부려준다.
2 올린 무릎을 벽 쪽으로 밀어준다.

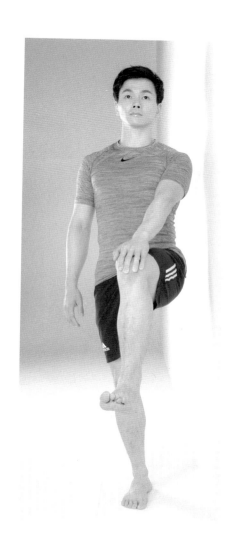
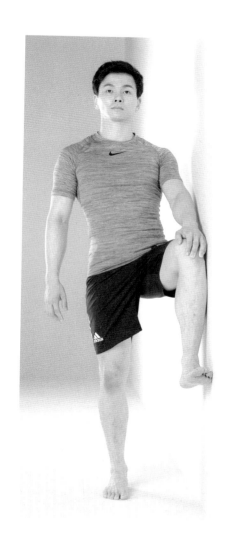

무릎을 벽 쪽으로 밀 때 몸을 이용하는 것이 아닌 무릎의 힘으로만 민다. **Point**

09
맨몸운동

서기

한쪽 무릎 들고 엉덩뼈 회전

1 선 자세에서 무릎을 앞으로 올려준다.
2 올린 무릎을 90도 옆으로 돌려준 후 선 자세로 돌아온다.

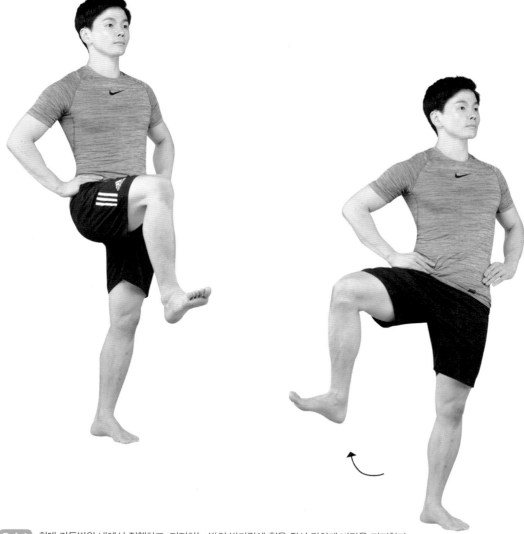

Point 최대 가동범위 내에서 진행하고, 지지하는 발의 발가락에 힘을 줘서 강하게 바닥을 지지한다.

N.
수험생을 위한
집중력
향상법

: 폼롤러·맨몸운동

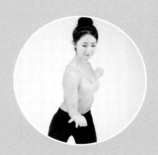

책상에 오래 앉아있는 수험생들은 필기를 하거나 책을 보기 위해 상체를 숙이기 때문에 앞쪽으로 몸이 굽게 된다. 이러한 동작이 반복되면 허리, 어깨와 목에 통증이 생기고, 통증으로 인해 집중도가 떨어진다. 따라서 굽은 어깨를 펴고 틀어진 골반을 강화하고 바르게 한다면 어깨, 목과 허리 통증이 줄어들면서 집중도를 높일 수 있다.

01
폼롤러

기본운동

엉덩이 근육 풀기

1 폼롤러를 엉덩이 가운데 근육에 위치시켜 한쪽으로 비스듬하게 앉는다.
2 몸을 위아래로 움직이며 엉덩이 근육 전체를 마사지한다.
3 반대쪽도 똑같이 마사지한다.

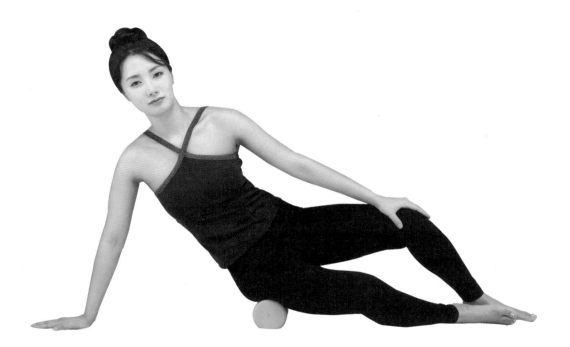

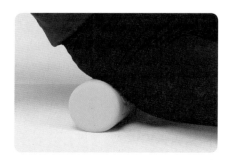

Point 양쪽 엉덩이가 다 닿는 것이 아닌, 한쪽만 닿게끔 한다.

02
폼롤러

강화운동
원 레그 브릿지

1 양발을 폼롤러 위에 올리고 무릎을 구부려 90도가 되게 만든 다음, 몸통을 일자로 고정시킨다.
2 왼쪽 종아리가 오른쪽 허벅지와 평행이 되도록 상반신을 고정시킨 상태로 들어 올린다.
3 숨을 들이쉬면서 일자로 편 다리를 바닥에서 수직이 되도록 빠르게 들어 올린다.

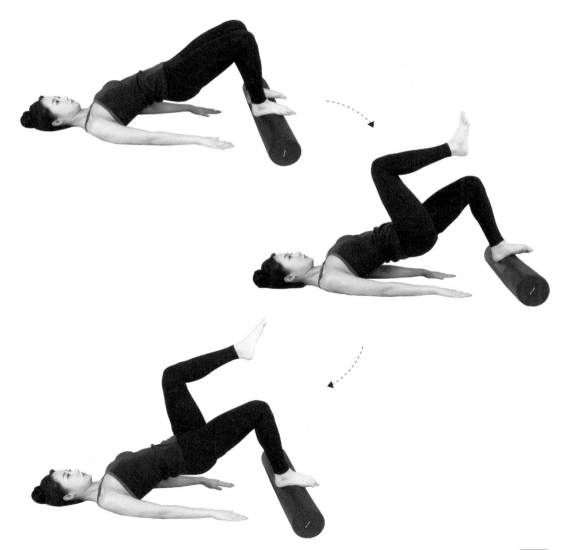

양팔로 바닥을 강하게 지지한다. **Point**

03
맨몸운동

앉기
허리 돌려주기

1 양팔을 넘겨서 반대쪽 다리에 댄다.
2 팔의 힘을 이용해서 최대한 허리를 스트레칭한다.
3 최대 가동범위 내에서 좌우로 움직인다.

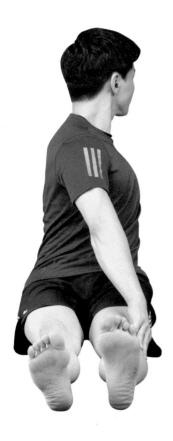
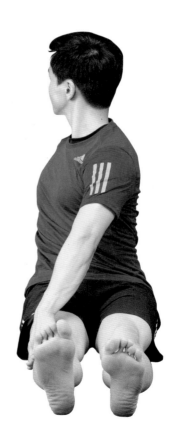

Point 허리에 무리가 가지 않게 천천히 진행한다.

166

앉기

사선으로 앉아 등뼈 비틀기+넓은등근 스트레칭

1 한쪽 다리를 바깥으로 향하게 접는다.
2 한쪽 팔을 바닥에 놓을 때 가까이 있는 허벅지와 90도가 되게 한다.
3 반대 팔은 허벅지와 팔 사이 공간에 넣어줘서 어깨가 바닥에 닿도록 한다.

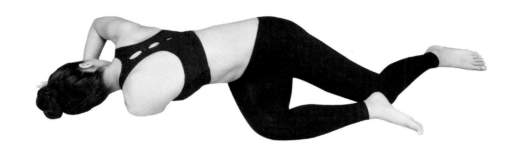

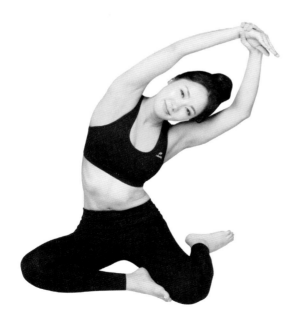

호흡을 내쉬면서 천천히 진행하고, 최대한 바닥으로 내려간 후 5~10초간 스트레칭을 지속한다.

05
맨몸운동

눕기

한쪽 허벅지 뒤 잡고 엉덩이 스트레칭

1 누운 자세에서 한쪽 무릎을 90도로 구부린다.
2 반대편 다리를 접어 구부린 다리의 무릎 위에 올려준다.
3 양팔로 구부린 무릎 뒤의 허벅지를 잡는다.
4 팔 힘을 이용해 허벅지를 몸쪽으로 당긴다.

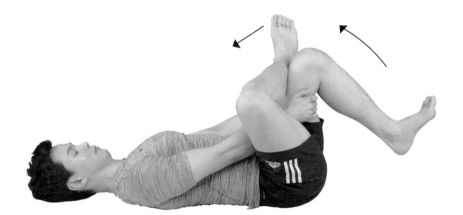

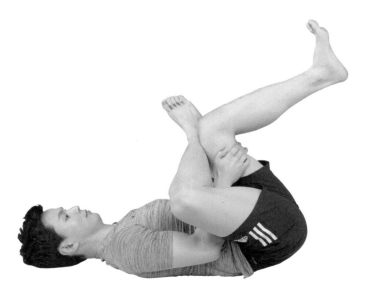

Point 무릎을 몸쪽으로 당길 때 어깨에 과도하게 힘이 들어갈 수 있으니 허리가 너무 뜨지 않게 한다.

옆으로 눕기

무릎 구부리고 팔꿈치로 버티면서 옆으로 엉덩이 들기

1 옆으로 누운 다음 팔꿈치를 구부려 상체를 지지한다.
2 무릎을 90도로 구부린 다음 엉덩이를 든다.

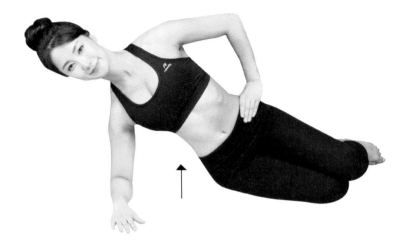

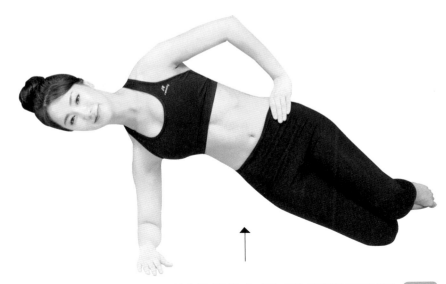

엉덩이를 들었을 때 머리는 몸과 일직선이 되도록 한다. **Point**

엎드리기
코브라

1 엎드린 상태로 양팔은 가슴 옆에 위치한다.
2 양손으로 바닥을 밀면서 허리를 뒤로 젖힌다.
3 시선은 위를 향한다.

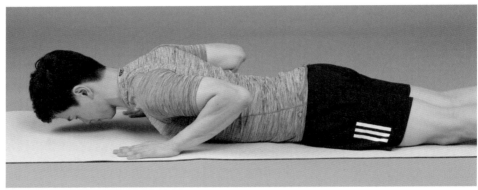

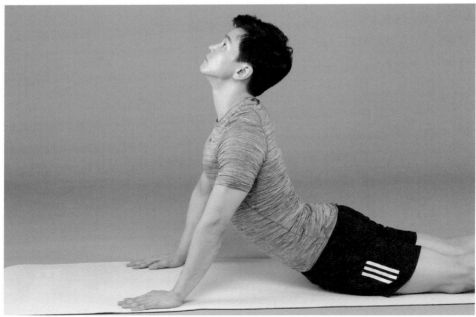

Point 등뼈를 늘이거나 펼치는데 제한으로 동작을 따라 하기 힘들 때는 팔꿈치를 바닥에 댄다.

08 맨몸운동

엎드리기

플랭크 후 무릎 구부리기

1 플랭크 자세를 취한다.
2 한쪽 다리씩 번갈아가며 무릎을 90도가 되게 구부린다.

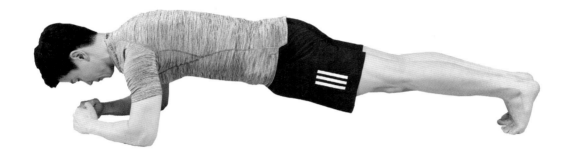

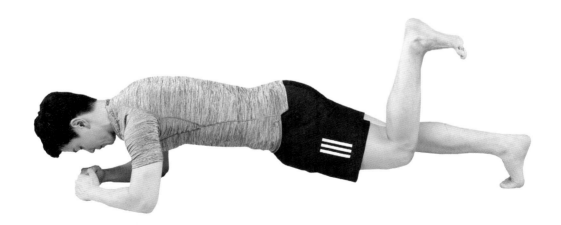

무릎을 구부릴 때 허리가 너무 올라가지 않게 한다. `Point`

09
맨몸운동

서기
목 뒤로 젖히기 ①

1 선 자세에서 양손을 목 뒤에 갖다 댄다.
2 목을 앞으로 당기면서 머리를 뒤로 젖힌다.

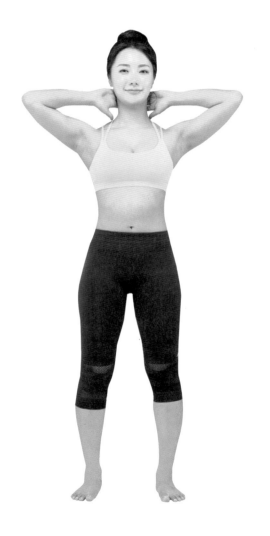

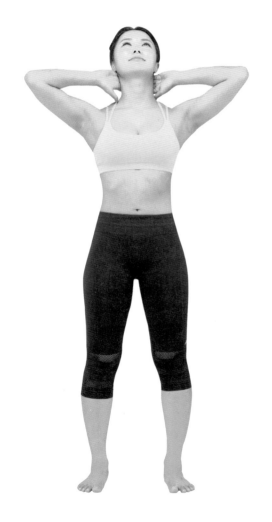

Point 숨을 천천히 내쉬면서 진행한다.

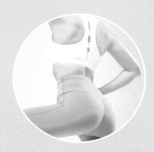

O.

골반 교정을
위한
적용법

: 맨몸운동

골반은 우리 몸의 중심으로 골반이 틀어지면 아래로는 발목, 위로는 허리, 어깨에 문제가 생길
만큼 중요한 부위다. 또한 골반이 틀어지면 외형적으로도 치마가 계속 돌아가거나 신발이 한쪽
뒷굽만 닳는 등 생활 속에서도 불편함이 크다. 따라서 골반을 바로 잡기 위해서는 골반 주변 근
육의 운동뿐만 아니라 전신을 바로 잡는 운동을 해야 한다.

앉기

90도 무릎각도 만들고 엉덩이 들기

1 다리를 90도로 벌린 다음 한쪽 무릎을 90도로 굽힌다.
2 뻗은 다리 쪽의 팔은 바닥을 지지하고 무릎을 구부린 쪽에 팔꿈치를 댄다.
3 엉덩이를 들어 올리면서 동시에 팔을 위로 뻗는다.

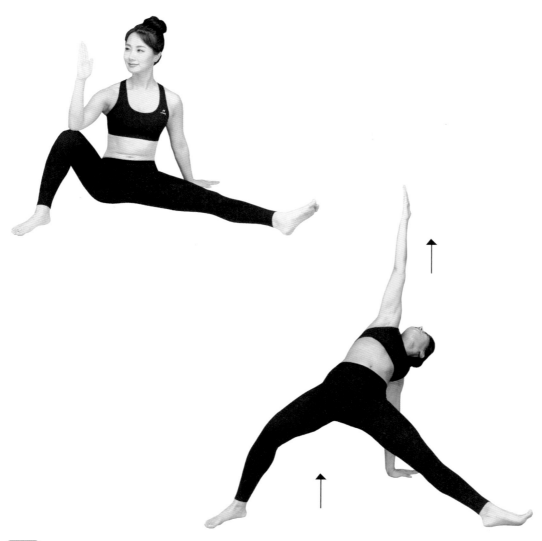

Point 엉덩이를 들어 올린 후에 강하게 수축해 주고, 구부린 무릎 쪽 엉덩뼈 앞부분을 최대한 편다.

02
맨몸운동

눕기
누워서 브릿지

1 누운 자세에서 무릎을 90도로 구부린다.
2 발목을 당긴 다음 엉덩이를 들어준다.

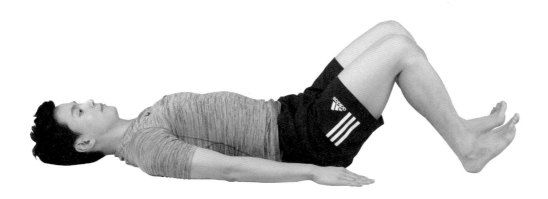

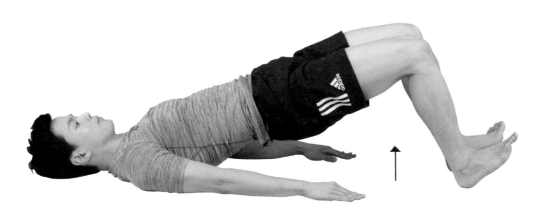

엉덩이를 최대한 들어 정점에 왔을 때 복부와 엉덩이를 강하게 수축한다. **Point**

눕기

데드버드

1 누운 자세에서 양팔을 앞으로 뻗고, 양쪽 무릎은 90도로 구부려서 든다.
2 대각선의 팔과 다리를 뻗어서 바닥으로 향하게 한다.

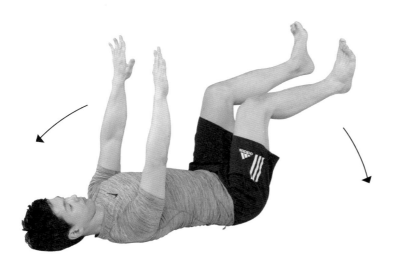

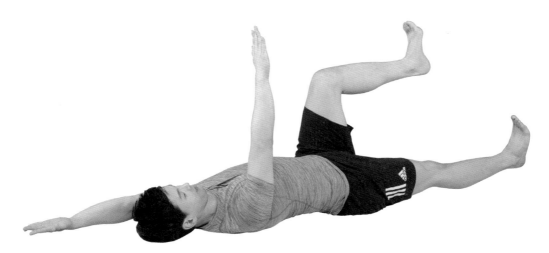

Point 허리를 바닥에 누르면서 아치를 없애주고 진행하면 허리의 부담을 낮출 수 있다.

04 맨몸운동

눕기

옆으로 굴러서 앉기

1 누운 자세에서 양팔을 앞으로 뻗고, 무릎은 90도로 구부린다.
2 옆으로 몸을 굴러서 앉는다.
3 같은 동작을 좌우 반복한다.

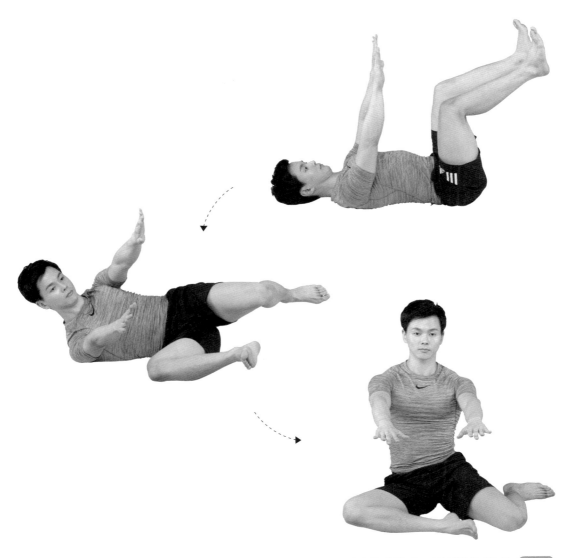

옆으로 구를 때 최대한 어깨와 다리에는 힘을 빼고, 몸의 힘으로 앉는다. **Point**

옆으로 눕기

사이드 플랭크 후 옆으로 다리 들기

1 옆으로 누운 다음 팔꿈치로 바닥을 지지한다.
2 엉덩이를 들어준 후, 위쪽 다리를 옆으로 든다.

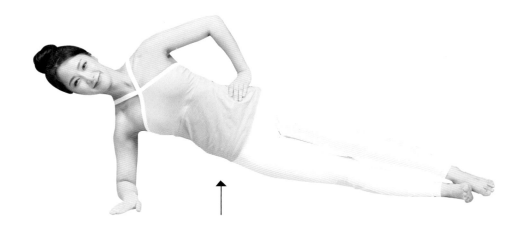

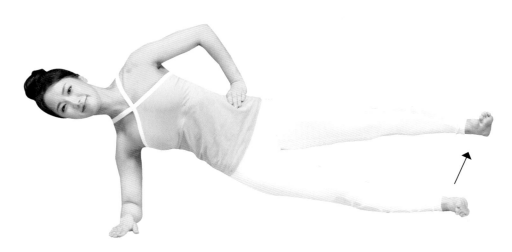

Point 엉덩이를 들었을 때 머리는 몸과 일직선이 되도록 한다.

06 맨몸운동

네발기기
다리 뒤로 뻗은 후 옆으로 당기기

1 네발기기 자세를 취한다.
2 한쪽 다리를 뒤로 편다.
3 무릎을 구부리며 돌리면서 옆구리 쪽으로 당긴다.

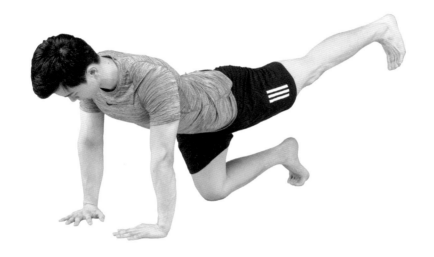

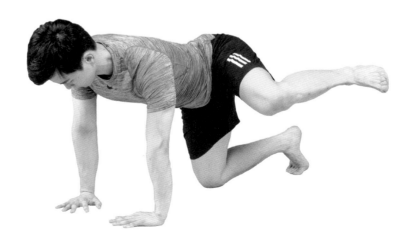

발목은 당겨주고, 옆으로 당겼을 때 무릎과 발목의 각도는 90도를 유지한다. `Point`

반 무릎

반 무릎 자세에서 한쪽 팔로 무릎 바깥으로 밀기

1 반 무릎 자세에서 한쪽 손으로 바닥을 짚고 반대쪽 손은 안쪽 무릎을 잡는다.
2 무릎을 잡은 손을 몸에서 멀리 밀어준다.
3 이때 몸은 무릎은 미는 방향과 반대로 향하게 한다.

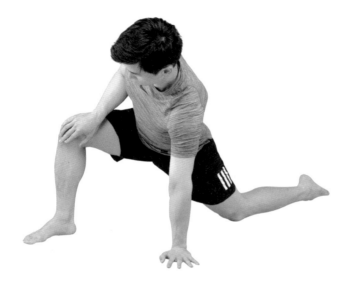

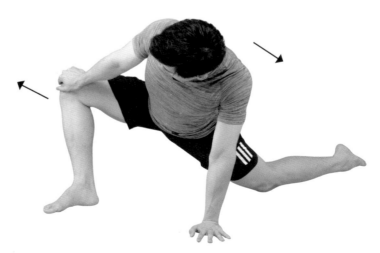

Point 반 무릎 자세에서 발바닥이 바닥에서 떨어지지 않게 한다.

서기

스쿼트 후 한쪽 무릎씩 바닥 터치

1 스쿼트 자세를 취한다.
2 한쪽 엉덩뼈를 안으로 회전해서 무릎이 바닥에 닿게끔 한다.
3 같은 동작을 좌우 반복한다.

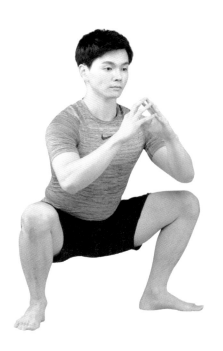

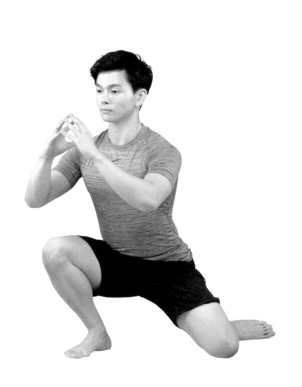

몸을 회전할 때 허리를 꼿꼿이 펴도록 한다. **Point**

서기

한쪽 무릎 들고 허벅지 돌리기

1 선 자세에서 한쪽 다리를 들어준다. 이때 무릎은 90도를 유지한다.
2 허벅지를 안쪽으로 돌렸다가 바깥쪽으로 돌려준다.(내회전·외회전)

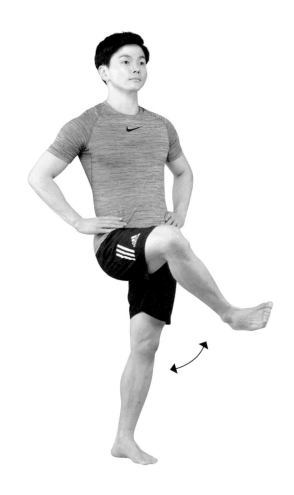

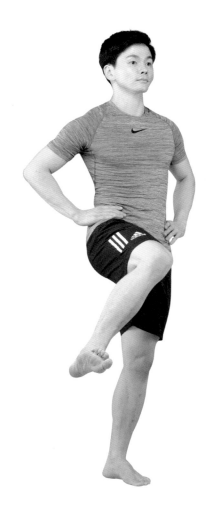

Point 지지하는 발의 발가락에 힘을 줘서 강하게 바닥을 지지한다.

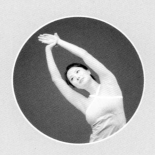

워킹맘은 운동의 중요성을 알지만, 일과 육아를 병행하기 때문에 퍼스널트레이닝(PT)을 하거나 헬스장에 갈 시간이 대부분 없다. 그러므로 집에서 간단하게라도 운동을 해야 하는데, 어떤 식으로 운동을 해야 할지 잘 모르겠고 도구도 없다면 더욱 막막하다. 그럴 때는 소도구가 필요 없는 맨몸운동을 따라 한다면 몸이 건강해지는 것을 느낄 수 있다.

비둘기 자세로 숙이기

01
맨몸운동

앉기

1 앉은 자세에서 한쪽 다리는 접고, 반대편 다리는 뒤로 뻗는다.
2 체중을 이용해 상체를 앞으로 숙인다.
3 위의 동작을 반복한다.

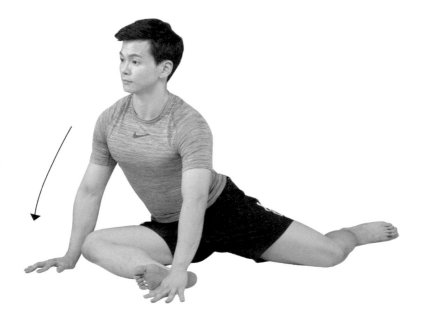

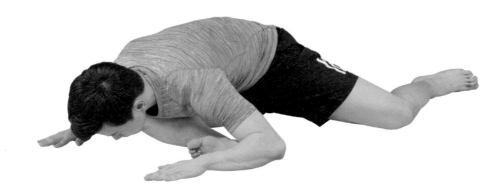

Point 접은 다리를 최대한 올리면 좋다.

184

02 **맨몸운동** 눕기

브레첼

1 위를 보고 누운 자세에서 다리를 한쪽으로 넘긴다.
2 넘긴 무릎의 허벅지를 한손으로 고정하고 반대쪽 다리를 접어서 발목을 잡는다.
3 어깨를 회전하며 양팔을 당겨 더욱 크게 스트레칭한다.

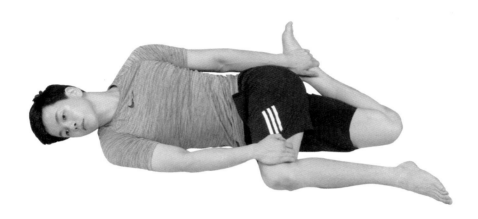

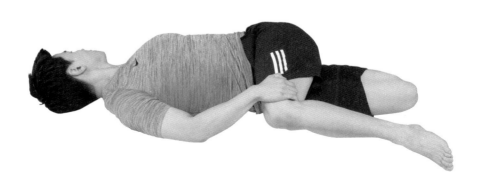

어깨를 회전할 때 시선도 따라간다. **Point**

03
맨몸운동

눕기
한쪽 다리 반대편 무릎에 올려서 브릿지

1 누운 자세에서 양쪽 무릎을 90도로 구부린다.
2 한쪽 다리를 접어 반대편 무릎 위에 올린다.
3 엉덩이를 천천히 든다.

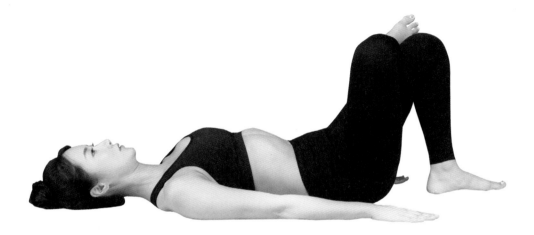

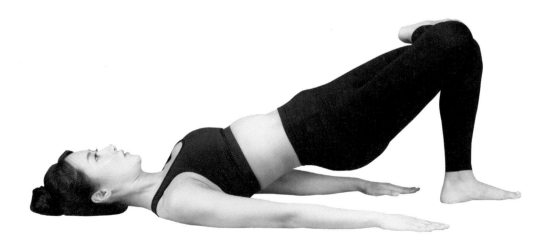

Point 엉덩이를 들어 올렸을 때 엉덩뼈가 바닥과 수평이 되게 한다.

눕기

한쪽 무릎 잡은 후 브릿지

1 누운 자세에서 무릎을 90도로 구부린다.
2 양쪽 발목을 당기고 한쪽 무릎을 당겨서 양손으로 잡는다.
3 엉덩이를 천천히 든다.

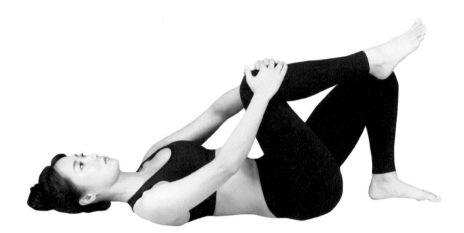

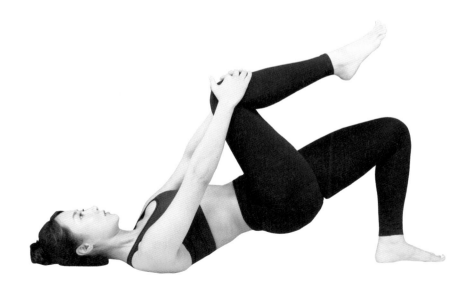

어깨를 편안히 하며 위쪽 등세모근에는 힘을 빼고, 엉덩이를 최대한 올려준다. `Point`

05 맨몸운동 눕기

무릎 잡고 구르기

1 앉은 자세에서 무릎을 구부린 후 양쪽 무릎을 손으로 잡는다.
2 무릎을 살짝 당기면서 뒤로 굴렀다가 다시 원위치로 돌아온다.

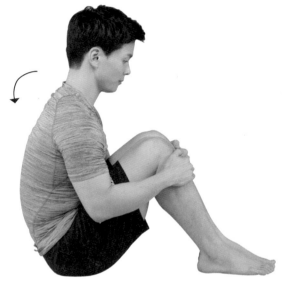

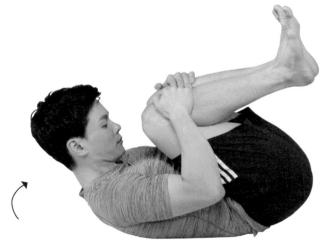

Point 머리는 살짝 앞으로 숙여서 뒤로 굴렀을 때 머리가 바닥에 닿지 않게 한다.

06 맨몸운동

옆으로 눕기

어깨 안으로 돌려주기

1 옆으로 누운 자세에서 무릎을 90도로 구부린다.
2 사진처럼 팔을 90도로 구부린 후 반대 손을 이용해 바닥을 누른다.
3 같은 동작을 6~10회 반복한다.

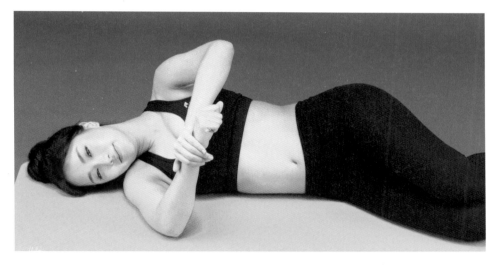

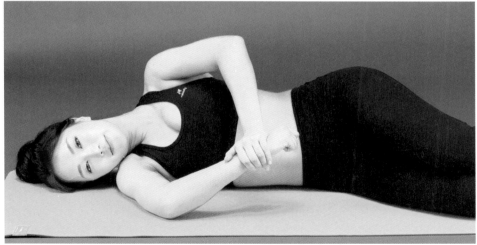

바닥에 닿은 어깨 윗부분을 머리로 눌러 어깨가 뜨지 않게 한다. Point

엎드리기

한쪽 머리에 손대고 옆으로 구르기

1 엎드린 자세에서 한쪽 손을 머리에 둔다.
2 반대쪽 손을 아래로 내린 후 옆으로 올리면서 그 힘을 이용해 몸통을 회전한다.
3 하체와 상체의 힘을 이용하지 말고 몸통을 회전해서 원위치로 돌아온다.

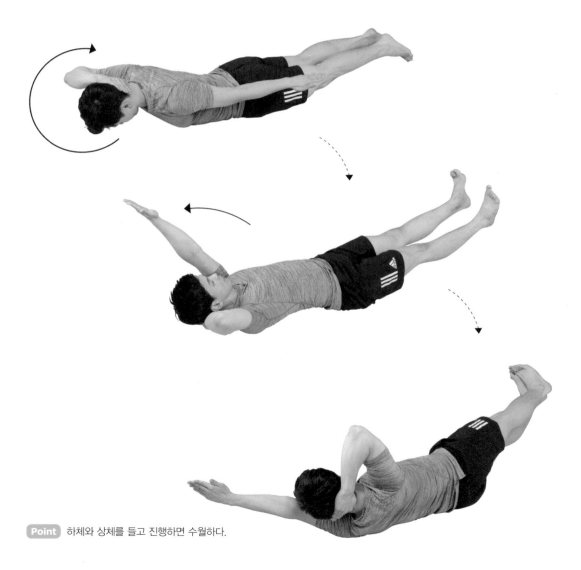

Point 하체와 상체를 들고 진행하면 수월하다.

190

네발기기

어깨를 머리 뒤로 올린 후 등뼈 회전

1 네발기기 자세에서 한손을 머리 뒤로 가져간다.
2 팔꿈치를 위로 향하게 해서 등뼈를 회전시킨다.

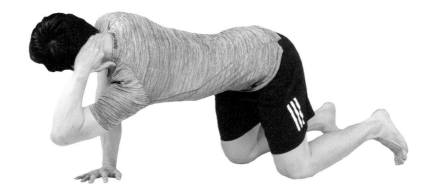

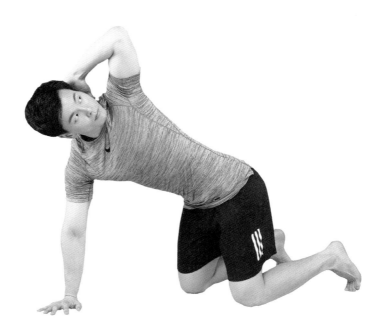

동작을 진행하면서 시선은 항상 팔꿈치를 바라본다. **Point**

서기

선 자세로 엉덩뼈 돌리기

1 선 자세에서 다리를 어깨너비만큼 벌린다.
2 양손을 허리에 둔 다음 엉덩뼈를 회전한다.

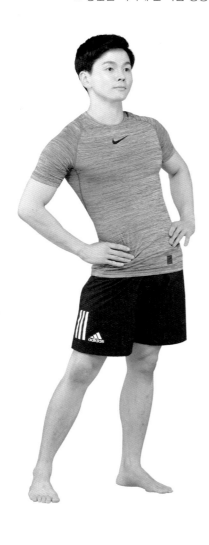

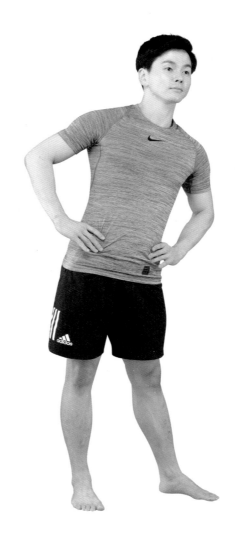

Point 엉덩뼈를 회전할 때 무릎이 과도하게 구부려지지 않게 한다.

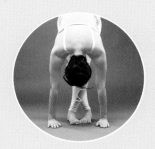

체중을 줄일 때는 전신을 골고루 자극하면서 운동하는 것이 좋다. 하체 비만이라고 해서 하체만
운동하면 오히려 몸의 균형이 깨지면서 통증이 발생할 수 있기 때문이다. 그래서 이 목차에서는
전신을 자극하고, 강화하는 운동에 대해 정리해 놓았다. 매일 꾸준히 운동을 하다 보면 체중이
줄어드는 것을 눈으로 확인할 수 있다.

01 맨몸운동 | 눕기
스콜피온

1 누운 자세에서 양팔을 바닥에 지지한다.
2 다리를 몸의 대각선 방향으로 올려 반대쪽 손을 터치한다.
3 좌우를 번갈아가면서 반복한다.

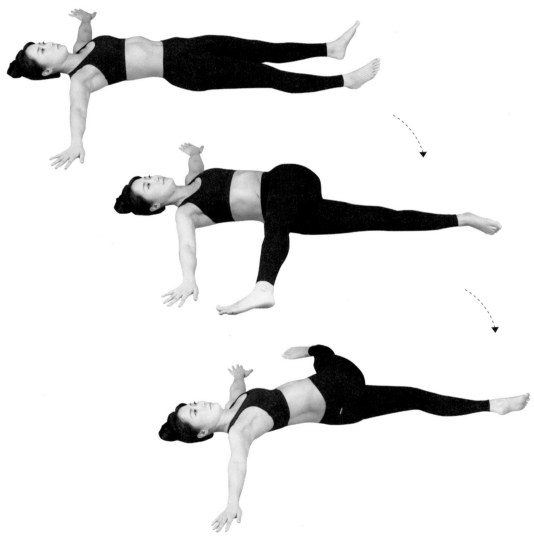

Point 어깨가 바닥에서 너무 떨어지지 않게 한다.

02
맨몸운동

엎드리기
대각선 팔다리 들기

1 누운 자세에서 한쪽 팔은 위로 뻗고 다른 한 손의 손등은 이마에 댄다.
2 위로 뻗은 팔의 대각선에 있는 다리를 팔과 함께 든다.
3 10회 진행 후 반대편도 같은 동작을 반복한다.

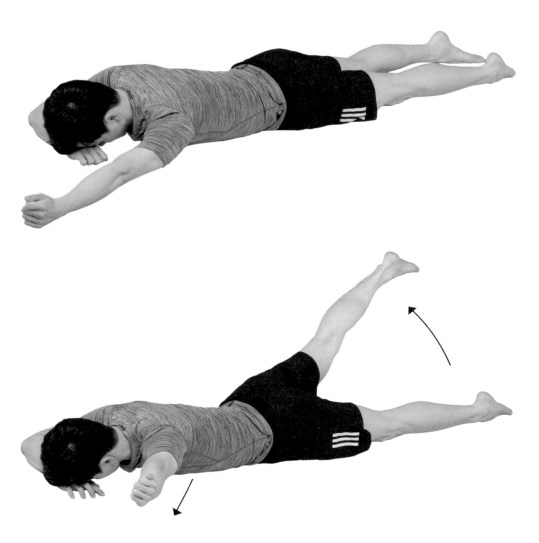

어깨를 들어 올릴 때 위쪽 등세모근에 힘이 빠지지 않게 한다. **Point**

03 맨몸운동

엎드리기
플랭크

1 팔꿈치를 바닥에 수직인 상태로 붙여 자세를 취한다.
2 엉덩이를 들어주면서 복부와 엉덩이에 힘을 줘 몸이 일직선이 되게 한다.
3 팔을 움직이지 않고 겨드랑이에 힘을 줘서 바닥에 댄 양쪽 팔꿈치를 배꼽 쪽으로 당긴다.

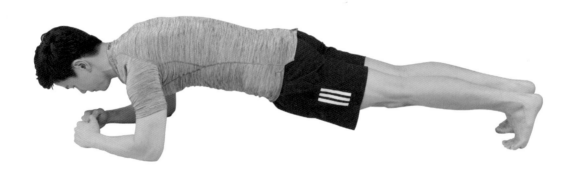

Point 엉덩이가 너무 올라가지 않게 한다.

04
맨몸운동

엎드리기

플랭크 후 한쪽 다리 들기

1 플랭크 자세를 취한다.
2 한쪽 다리를 뒤로 올린다.
3 좌우 번갈아가며 같은 동작을 반복한다.

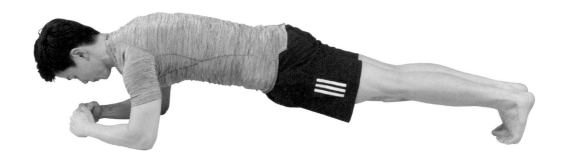

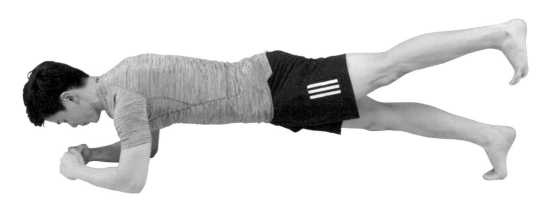

허리가 너무 올라가지 않게 한다. **Point**

05
맨몸운동

엎드리기
플랭크 후 대각선 팔다리 들기

1 플랭크 자세를 취한다.
2 대각선에 위치한 팔과 다리를 뻗어준다.
3 좌우 번갈아가며 같은 동작을 반복한다.

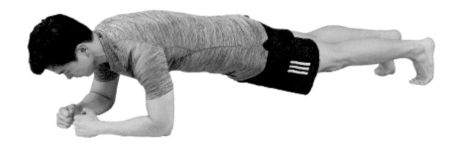

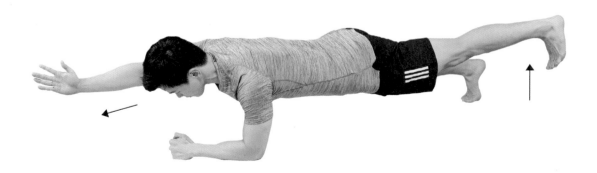

Point 팔을 뻗을 때 허리가 너무 올라가지 않게 한다.

06 맨몸운동

엎드리기

플랭크 후 팔굽혀펴기

1 엎드린 상태에서 팔꿈치를 구부려서 상체를 지지하고 엉덩이를 든다.
2 옆에서 봤을 때 몸이 일자가 되게 한다.
3 팔을 펴서 팔굽혀펴기 자세로 올라갔다가 다시 플랭크 자세로 돌아온다.

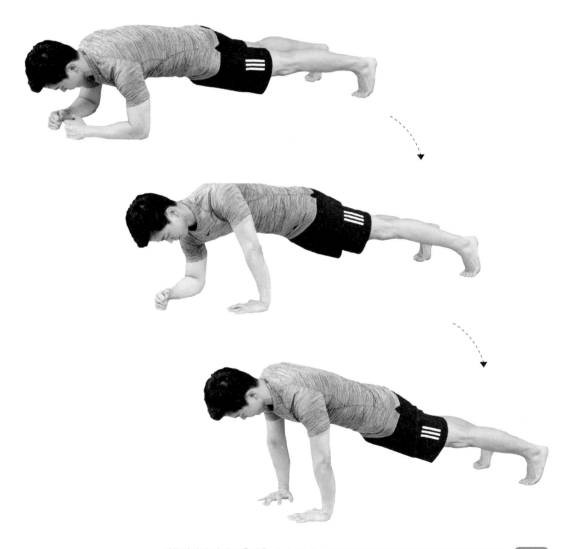

팔굽혀펴기 자세로 올라올 때 손 위치는 플랭크했을 때의 팔꿈치 위치에 두도록 한다. **Point**

07 엎드리기
맨몸운동

팔꿈치 대고 귀 잡고 플랭크 후 몸통 회전

1 엎드리고 양손은 귀를 잡아서 팔꿈치로 바닥을 지지한 다음 엉덩이를 든다.
2 옆에서 봤을 때 몸이 일자가 되게 한다.
3 몸을 회전하면서 좌우 반복한다.

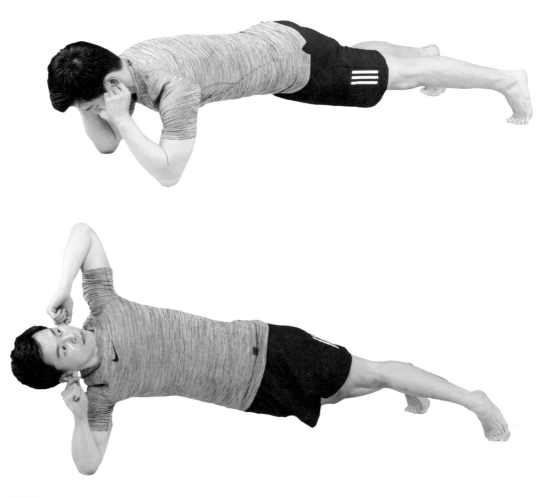

Point 회전할 때 시선은 하늘을 향한다.

08 네발기기
맨몸운동

대각선 팔꿈치와 무릎 터치 후 뻗어주기

1 네발기기 자세를 취한다.
2 대각선상의 팔꿈치와 무릎을 서로 터치한다.
3 터치한 팔다리를 쭉 펴서 몸을 일자로 만든다.

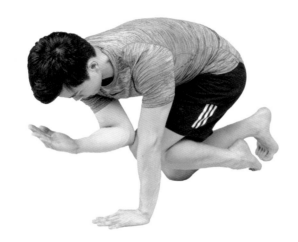

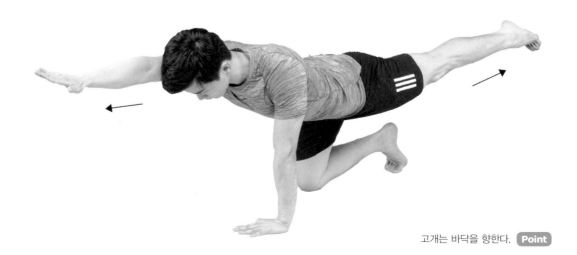

고개는 바닥을 향한다. **Point**

서기
바닥 짚고 걸어가기

1 선 자세에서 바닥에 양손을 댄다.
2 양손을 이용해 몸에서 점점 멀어지면서 걸어간다.
3 최대한 갈 수 있는 데까지 갔다가 돌아온다.

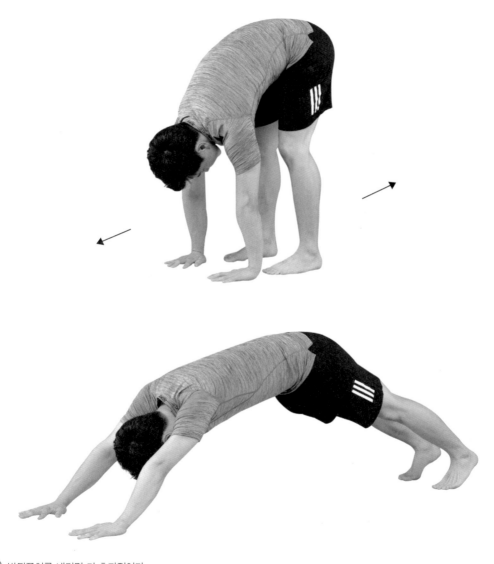

Point 발뒤꿈치를 내리면 더 효과적이다.

R.

컴퓨터를 많이 하는
직장인을 위한
적용법

: 맨몸운동

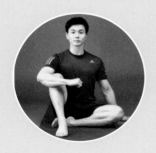

사무직에 종사하시는 대부분이 컴퓨터를 많이 쓰는데 그때 자세는 키보드를 치기 위해 팔은 엎침이 돼 있고, 어깨는 안으로 말려들어 있다. 골반이 틀어진 사람들은 한쪽 엉덩이가 옆으로 빠져있거나, 다리를 꼬는 게 더 편하게 느껴지는데 이러한 동작이 반복되면 통증은 더욱 심해지고 몸 상태는 악화된다. 이때는 통증 예방을 위한 목적으로 맨몸운동으로 전신을 골고루 자극하여 강화시키는 것이 중요하다.

앉기
앉은 자세로 엉덩뼈 돌리기

1 앉은 자세에서 무릎을 90도로 구부린다.
2 양쪽 무릎을 벌린 후 바닥에 닿게 골반을 좌우로 돌려준다.

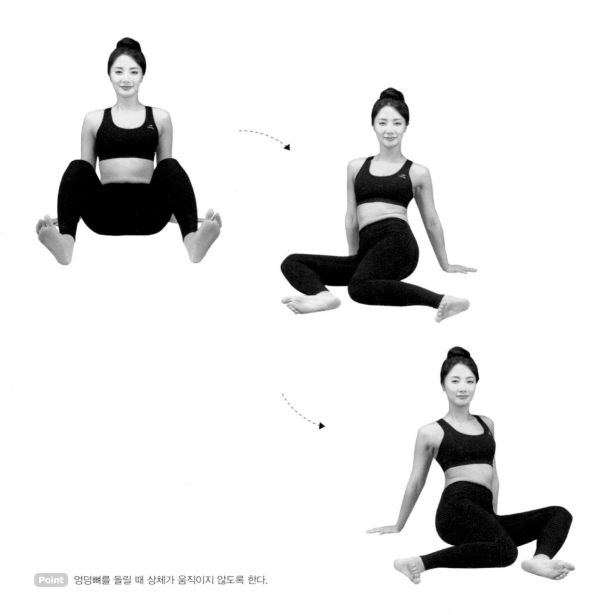

Point 엉덩뼈를 돌릴 때 상체가 움직이지 않도록 한다.

눕기
맨몸운동

다리 꼬아서 엉덩뼈 회전

1 누워 있는 자세에서 무릎을 구부려 다리를 꼰다.
2 위쪽 다리를 이용해서 옆으로 엉덩뼈를 회전시킨다.
3 한쪽을 먼저 10회 진행하고 반대편으로 다리를 바꾼 후 같은 방법으로 진행한다.

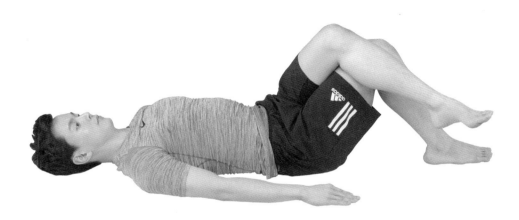

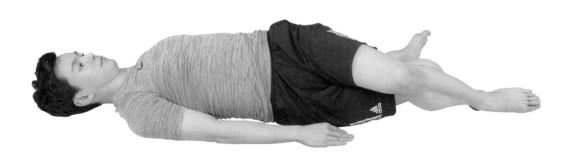

양팔을 넓게 벌려 바닥을 지지하고, 고개는 몸이 넘어가는 반대 방향을 쳐다본다. `Point`

03 맨몸운동

엎드리기

다이아몬드 누르기

1 엎드린 상태에서 양팔은 삼각형 모양으로 얼굴 앞에 둔다.
2 상체를 들면서 어깨뼈를 아래로 모아준다.
3 바닥에 댄 양팔은 겨드랑이에 힘을 줘서 몸쪽으로 당긴다.

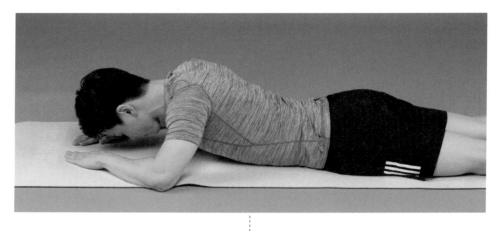

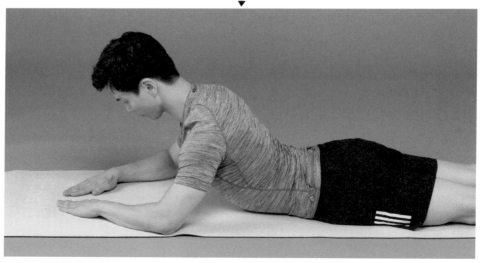

Point 위쪽 등세모근이 쓰이지 않게 어깨를 내리면서 진행한다.

04
맨몸운동

네발기기
등뼈 회전

1 네발기기 자세에서 팔꿈치를 바닥에 댄다.
2 손과 전완부를 맞닿게 한다.
3 전완부를 펴면서 몸을 회전시킨다.

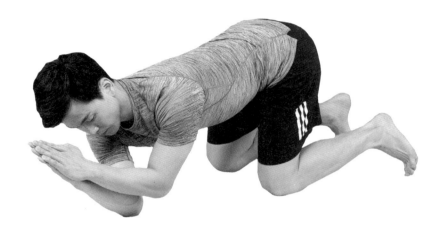

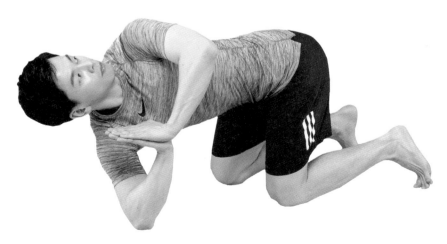

위로 올라가는 팔을 따라 시선도 하늘을 향하게 한다. **Point**

05 맨몸운동 네발기기
고양이/낙타

1 네발기기 자세에서 허리를 둥글게 말면서 등뼈를 올려 낙타 자세를 취한다.
2 등뼈를 밑으로 최대한 내려 고양이 자세를 만든다.
3 같은 동작을 반복한다.

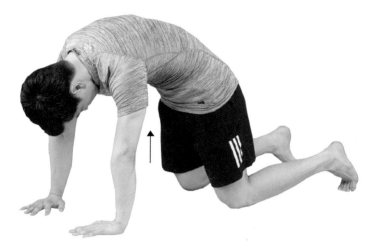

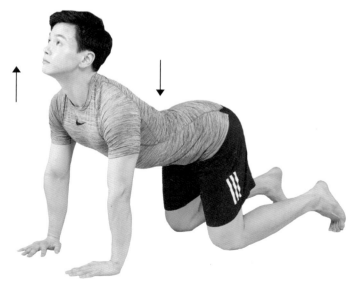

Point 고양이 자세를 진행할 때 시선은 위를 향한다.

06
맨몸운동

네발기기

무릎 구부리고 어깨 머리 뒤로 올린 후 등뼈 회전

1 네발기기 자세를 취한 후 뒤로 앉는다.
2 한쪽 팔꿈치는 무릎 사이에 둔다.
3 반대쪽 팔을 머리 뒤로 한 후 등뼈를 회전시킨다.

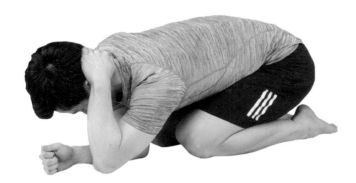

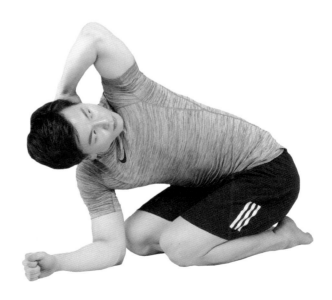

뒤로 앉으면 허리뼈의 움직임을 제한해 등뼈만 회전할 수 있다. **Point**

07
맨몸운동

네발기기

다리 벌려 스쿼트 후 등뼈 회전

1 네발기기 자세에서 팔꿈치를 바닥에 대고 양쪽 무릎의 너비를 벌려준다.
2 몸통을 회전해서 팔은 하늘 위로 보낸다.
3 같은 동작을 좌우 번갈아 가며 반복한다.

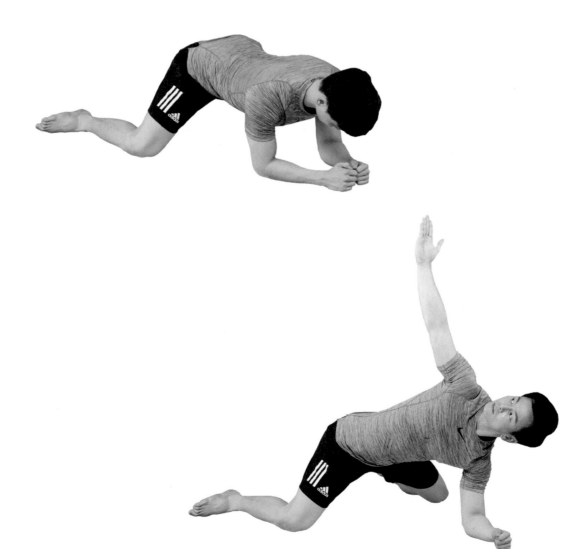

Point 양 정강이는 수직으로 뒤로 뻗을 수 있게 한다.

서기

스쿼트 후 등뼈 회전

1 다리를 벌려 스쿼트 자세를 취한다.
2 무릎을 굽혀 양손으로 발등을 잡는다.
3 한쪽 팔씩 대각선 위로 들어서 등뼈 회전을 한다.

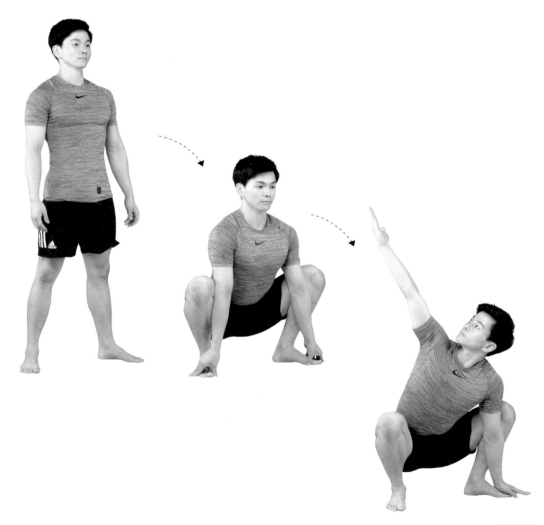

동작을 진행할 때 시선은 손끝을 향하게 한다. **Point**

09 맨몸운동

서기

벽에 기댄 후 목 당기기

1 선 자세에서 상체와 하체를 이용해 몸을 잘 지지한다.
2 턱을 벽 쪽으로 누른다는 느낌으로 턱을 당겨준다.

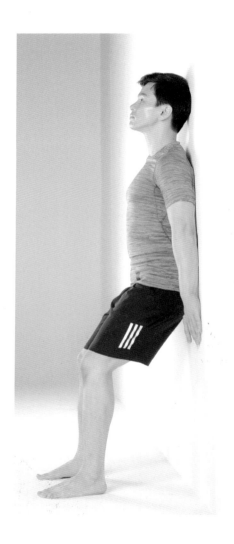 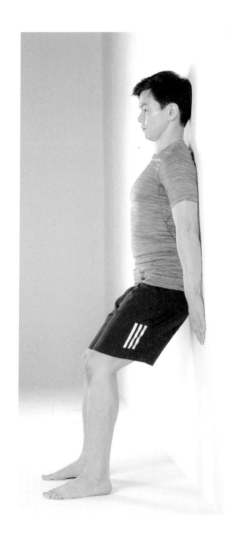

Point 목이 불편하지 않게 과도하게 당기지 않는다.

오래 서 있는
분들을 위한
적용법

: 맨몸운동

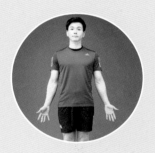

오랜 시간을 서서 근무하는 사람들은 한자리에서 움직이지 않고 긴 시간 움직임 없이 그 자세를 유지하는데 이런 상태로는 다리의 혈액 순환이 잘 이뤄지지 않아, 붓기가 심해진다. 그러므로 다리의 혈액 순환을 돕는 운동을 해야 하고, 상체도 보통 움직이지 않기 때문에 목 또는 팔이 저리거나 어깨가 굳을 수 있으므로 상체 운동도 진행해야 한다.

01
맨몸운동

앉기

앉아서 발목 돌려주기

1 무릎을 펴고 앉은 자세에서 다리 사이를 약간 벌어지게 한다.
2 원을 그리듯이 양쪽 발목을 돌린다.
3 처음에는 양쪽을 같은 방향으로 돌려주다가 다시 엇갈리게 돌린다.

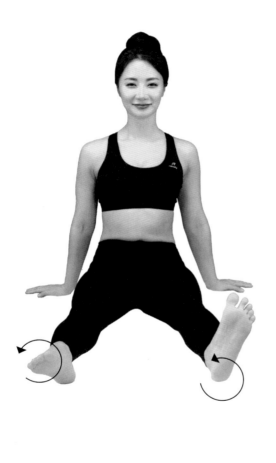

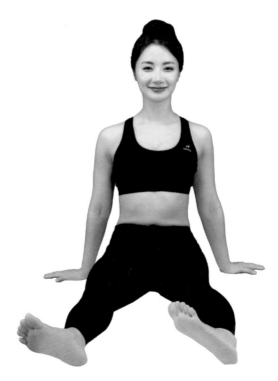

Point 발목을 돌릴 때 엉덩뼈가 움직이지 않게 컨트롤한다.

02
맨몸운동

눕기

동시에 발목 당겼다가 펴기

1 누운 자세에서 한쪽 무릎은 90도로 구부리고 반대편 다리는 쭉 편다.
2 발목을 몸쪽으로 최대한 당겼다가 쭉 편다.

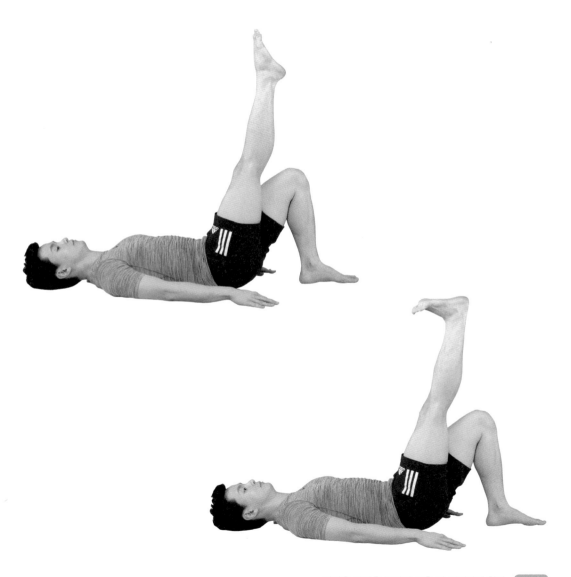

양팔은 바닥을 눌러줘 몸을 잘 지지하게 한다. **Point**

215

눕기

한쪽 다리 올렸다 내리기

1 누운 자세에서 한쪽 무릎은 펴고 다른 쪽 무릎은 90도로 구부린다.
2 쭉 편 다리를 유지하면서 그대로 올려준다.

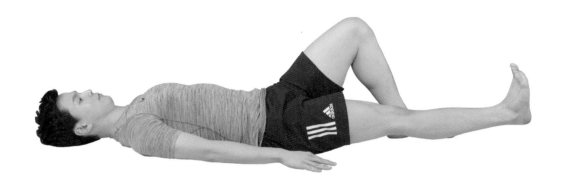

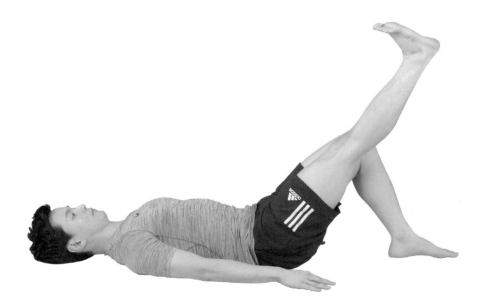

Point 다리를 최대한 올리고 나서 허벅지를 강하게 수축해준다.

눕기

한쪽 다리 돌리기

1 누운 자세에서 한쪽 무릎을 90도로 구부린다.
2 반대쪽 다리는 무릎을 편 상태에서 원을 그리듯이 최대한 크게 돌린다.

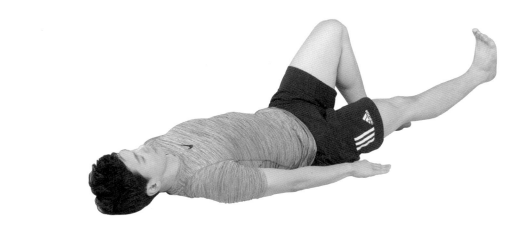

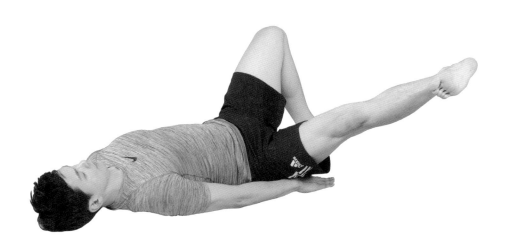

돌리는 다리의 발목을 최대한 몸쪽으로 당긴다. **Point**

반 무릎

반 무릎 자세에서 몸통 회전

1 반 무릎 자세를 취한다.
2 앞쪽 무릎의 반대되는 팔로 앞쪽 무릎을 잡는다.
3 앞쪽 무릎과 같은 방향의 팔을 뒤쪽으로 돌려준다.

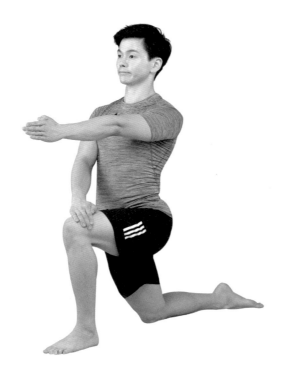

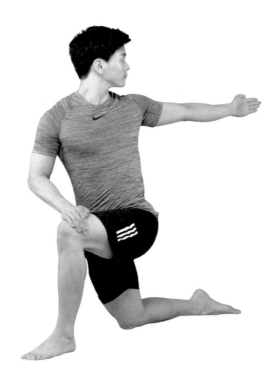

Point 시선도 함께 이동하고, 허리가 젖히지 않게 한다.

06
맨몸운동

서기
다리 흔들기

1 선 자세에서 한쪽 다리를 뒤로 보냈다가 앞으로 보내준다.
2 팔은 다리 반동에 맞춰 편안하게 앞뒤로 움직인다.

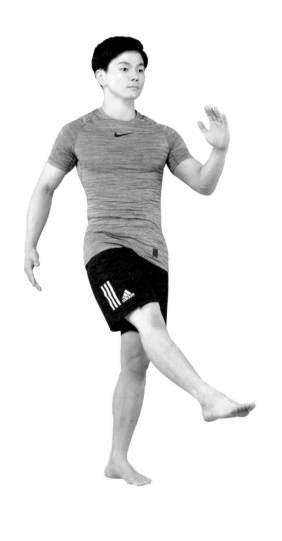

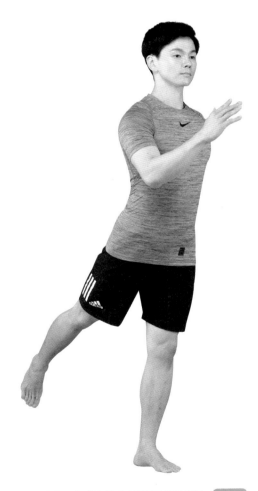

동작을 과도하게 크게 해서 허리가 꺾이지 않게 한다. **Point**

서기

팔꿈치 회전하면서 구부리기

1 선 상태에서 손등을 앞을 향하게 한다.
2 그대로 팔을 굽힌 다음 손을 돌려 손등이 앞을 향하게 한다.
3 다시 팔을 펴준다.

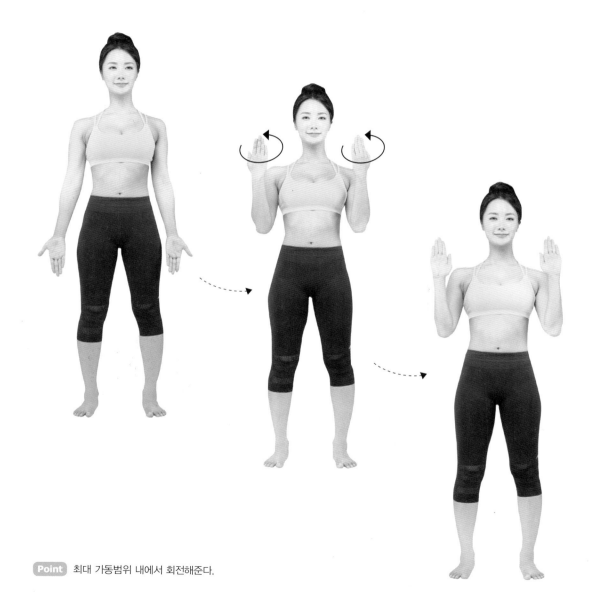

Point 최대 가동범위 내에서 회전해준다.

서기

팔꿈치 구부린 후 손목 돌려주기

1 선 자세에서 팔꿈치를 90도로 구부린다.
2 손목을 최대 가동범위 안에서 돌린다.

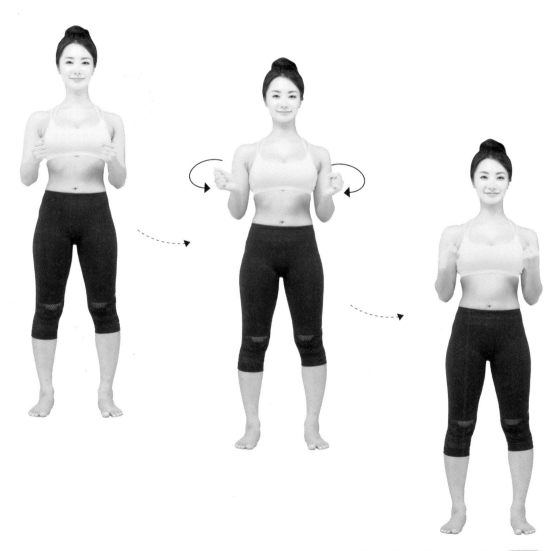

손목을 돌릴 때 어깨가 앞으로 말리지 않도록 한다. `Point`

서기

목 뒤로 젖히기 ②

1 선 자세에서 가슴에 손을 교차해서 놓는다.
2 손은 가슴에 고정하고, 머리를 뒤로 젖혀준다.

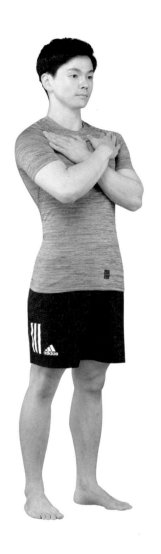
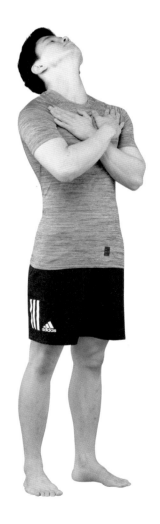

Point 가슴에 위치한 손을 약간 아래로 내리면 더욱 효과적인 운동이 된다.

10
맨몸운동

서기
목 돌리기

1 선 자세에서 허리에 손을 댄다.
2 목을 최대 가동범위 내에서 돌려준다.

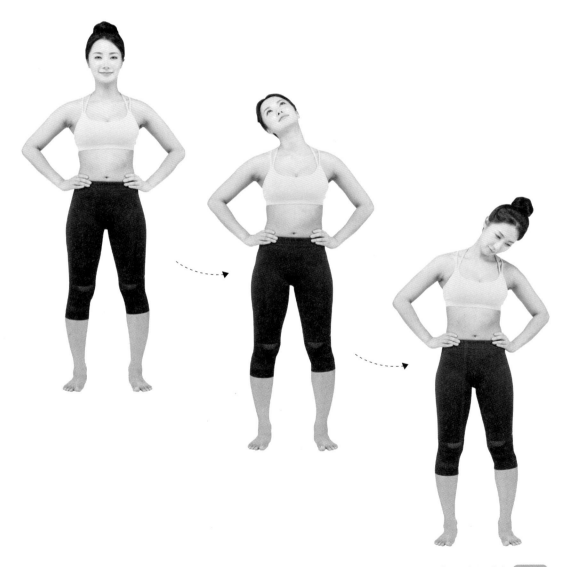

허리에 손을 대줘 목을 돌렸을 때 어지럼증을 줄일 수 있다. **Point**

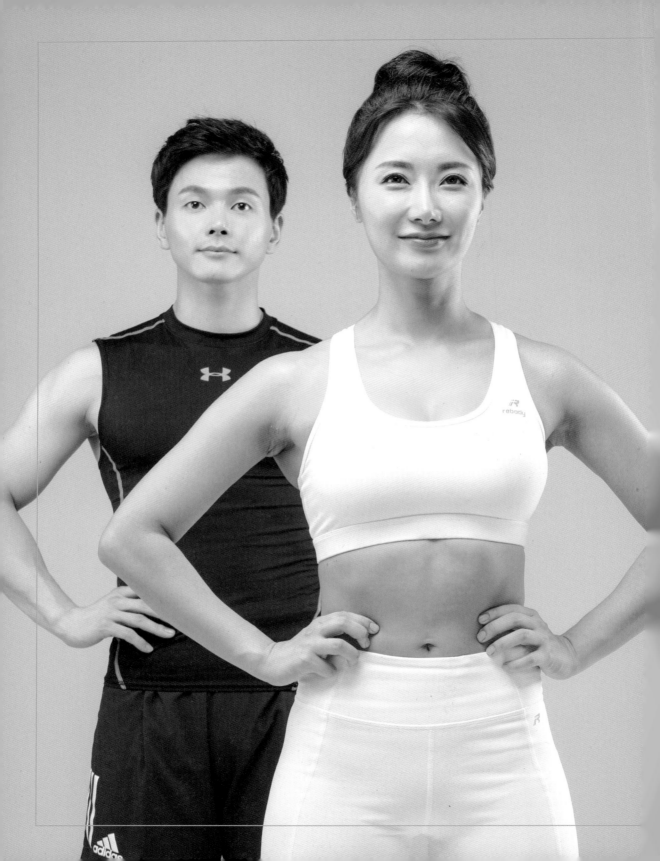

나 스스로 통증 해결하기

지금까지 현대인에게 쉽게 찾아오는 여러 가지 통증을 마사지볼, 폼롤러, 맨몸운동을 통해 관리하고 셀프로 케어하는 운동법을 살펴봤다. 이장에서는 앞서 증상별로 소개한 운동을 목, 어깨, 허리, 하체 등 신체 부위별로 쉽게 찾아 적용할 수 있도록 재분류했다.

폼롤러를 활용한 부위별 셀프 마사지·강화 운동법

1. 목

- 기본운동 : **C02, C03, D06, D07**
- 강화운동 : **B02, B03, C08, E03, L02**

  ※ Point : 목과 어깨는 연결되어 있으므로, 어깨 주변을 풀어주면 목이 편해진다.

2. 어깨

- 기본운동 : **C02, C03, D06, D07, E02**

- 강화운동 : **A02, A03, A04, B02, B03, E03, C04, C05, C06, C07, C08, E04, E05, L01, L02**

  ※ Point : 등뼈 가동성이 좋아지면 어깨는 편해진다.

3. 허리

- 기본운동 : **D07, G03, G04, G05, N01**
- 강화운동 : **A03, C05, C06, G08, G09, G10, J08, M01, N02**

  ※ Point : 엉덩뼈를 풀어주고 강화해주면 허리가 편해진다.

4. 하체

- 기본운동 : **G05, G06, G07, J03, J04, J05, J06, K04, N01**
- 강화운동 : **G08, G09, G10, G11, J08, M01, N02**

  ※ Point : 엉덩뼈 주변을 풀어주고 강화해주면 무릎에 가는 스트레스가 줄어든다.

혼자서 하는 부위별 맨몸운동

1. 목

※ Point : 목등뼈를 움직일 때는 어지럼증이 생길 수 있으므로 천천히 진행한다.

2. 어깨·팔꿈치·손목

※ Point : 어깨의 움직임이 좋을수록 팔꿈치와 손목 기능이 향상된다.

3. 허리

※ Point : 엉덩뼈의 가동성이 1%가 좋아지면 허리의 부상 확률은 10% 낮아진다.

4. 무릎

※ Point : 엉덩뼈의 가동성과 근력이 향상되면 무릎에 가는 스트레스가 나아진다.

5. 발목·발바닥

※ Point : 외발로 서 있으면 발목의 안정성을 향상시킬 수 있다.

맨몸운동을 활용한 5, 10, 15분 루틴

1. 5분 루틴

. . . .

C09-앉기
어깨 들었다가 밑으로 내려주기 **-64p**

D08-앉기
어깨 바깥으로 돌리기 **-73p**

N06-옆으로 눕기
무릎 구부리고 팔꿈치로 버티면서 옆으로 엉덩이 들기 **-169p**

O02-눕기
누워서 브릿지 **-175p**

P02-눕기
브레첼 **-185p**

Q03-엎드리기
플랭크 **-196p**

Q08-네발기기
대각선 팔꿈치와 무릎 터치 후 뻗어주기 **-201p**

R01-앉기
앉은 자세로 엉덩뼈 돌리기 **-204p**

S01-앉기
앉아서 발목 돌려주기 **-214p**

2. 10분 루틴

. . . .

※5분 루틴에 소개된 동작과 함께 하면 좋은 운동

B05-눕기
무릎 간격 유지한 채 몸통 회전 **-50p**

I06-옆으로 눕기
팔꿈치로 버틴 후 무릎 구부리고 옆으로 다리 들기 **-121p**

N04-앉기
사선으로 앉아 등뼈 비틀기+넓은등근 스트레칭 **-167p**

3. 15분 루틴

. . . .

※5분 루틴·10분 루틴에 소개된 동작과 함께 하면 좋은 운동

E08-서기
선 자세로 어깨 돌리기 **-83p**

H09-반 무릎
런지 자세 후 앉기 **-114p**

P01-앉기
비둘기 자세로 숙이기 **-184p**

※ 이 외에도 K06, K08, M02, N09, P04, P05, P06, Q02, Q08, S03의 동작과 함께 하면 계획한 시간 안에 집중적인 운동으로 큰 효과를 볼 수 있습니다.

통증에서 자유롭고 싶다면?

체중을 관리해라!

우리는 흔히 다이어트를 하는 이유에 관해 물어오면 외관상 날씬해 보이고 싶어서, 여러 가지 성인병에서 자유로워지고 싶어서, 건강해지고 싶어서라고 이야기합니다. 그러나 체형적인 측면에서 봤을 때 우리 몸에서 배는 뒤보다는 앞과 옆으로 나오기 때문에 체중 부하는 대체로 앞쪽으로 쏠리기 마련입니다.

따라서 척추가 정상적인 S 굴곡이 무너지고 어깨가 말려들어가면서 고개는 앞으로 나오게 되고 이는 흔히 이야기하는 거북목처럼 점점 체형이 변하게 됩니다.

보디빌딩 선수나 피트니스 대회를 나가는 사람들처럼 급격한 다이어트를 해야 한다는 의미는 아닙니다. 보편적으로 남자를 기준으로 체지방이 25% 이상, 여자는 체지방이 30% 이상이 됐을 경우 체형에서 앞쪽으로 무게가 쏠리는 경우가 많아진다고 생각합니다. 이 정도의 체질량 지수는 겉으로 봤을 때는 크게 비만으로 보이지는 않습니다만 그 이상 넘어가면 복부에 지방도 많이 쌓이면서 체형의 변화가 시작됩니다.

따라서 어느 정도 체중을 유지하면서 신체 균형이 틀어지지 않게 관리하는 것이 내 안의 통증을 예방하는데 효과적일 수 있습니다.

마사지볼과 폼롤러, 맨몸운동을 할 때 주의사항은?

마사지볼과 폼롤러, 맨몸운동은 집에서 간편하게, 혼자서 손쉽게 통증을 다스릴 수 있는 가장 기본적인 운동입니다. 그렇다면 마사지볼과 폼롤러, 맨몸운동을 할 때 주의사항은 무엇일까요?

먼저 모든 부위를 강하게 자극하는 것보다 가장 많이 뭉친 부분을 찾고 그 부분을 부드럽게 누르면서 긴장이 풀리면 천천히 움직이는 것이 좋습니다. 시원하다고 너무 강하게 자극을 하거나 통증 부위를 오랜 시간 자극할 경우 긴장과 염증을 유발할 수 있으니 주의해야 합니다.

마사지볼과 폼롤러를 사용하면서 책에 나온 정확한 포인트에 갖다 대지 않는다면 통증 완화의 효과를 얻을 수 없습니다. 또한 소도구를 오랜 시간 지속해서 이용한다면 반대로 통증이 더 발생할 수 있습니다. 그리고 소도구는 화기에 취약하므로 보관하거나 사용하는데 항상 조심해야 합니다.

정확한 운동 방법을 파악하고 적용하는 것이 중요합니다. 통증이 심할 때는 오히려 주변 근육들이 경직될 수 있으므로, 먼저 소프트한 마사지볼을 활용하다가 마사지볼의 강도를 점차 높여주는 것이 좋습니다.

과음이나 상해 직후에 운동을 하면 혈압이 상승할 수 있으므로 피해야 합니다. 몸이 매우 아픈 사람들은 반드시 의료인이나 운동전문가와 먼저 상담한 후에 진행하는 것이 중요합니다. 맨몸운동은 관절 가동 범위 내에서 진행하는데 통증이 없는 범위에서 실시해야 하며, 운동을 하는 도중 통증이 발생한다면 즉각 멈춰야 합니다.

하지만 관절 가동 범위를 회복하는 데는 지속해서 움직여야 효과가 있으므로 점진적으로 통증이 나타나기 직전까지는 꾸준히 맨몸운동을 해 몸의 기능 회복을 목표로 하는 것이 좋습니다.

다만 급성 염좌나 출혈이 나고 관절 부위가 손상돼 관절을 움직여서 치유과정에 방해가 된다면 운동을 멈춰야 합니다.

마지막으로 신체 부위에 마비가 있을 때, 저혈압이나 고혈압 등으로 신체 분절의 능동적 움직임이 불가능하거나 능동적 움직임을 제한해야 할 때 또는 인공관절을 넣었을 경우도 주의하는 것이 좋습니다.

누구나 통증 없는 건강한 삶을 꿈꿉니다.

전문 운동선수가 아닌 많은 사람들도 흥미, 도전, 다이어트, 건강 등의 여러 가지 이유로 운동을 하고 있습니다. 다만 그 과정이 너무 과하거나 특정한 동작(편측성 운동)을 심하게 반복했을 때 관절에서는 우리 몸에 좋은 효과보다는 스트레스를 주게 됩니다. 이는 구축과 연부조직의 찢어짐(염좌)이 생기면서 몸의 활동에 제한이 생기기 마련입니다.

이와는 반대로 운동을 너무 안 하게 되면 몸에 어떠한 변화가 생길까요?

일반 사람들이 운동을 한다고 할 때, 제일 먼저 생각나는 단어는 '다이어트'일 것입니다. 또한, 다이어트를 말할 때는 다이어트 보조제(건강기능식품)가 먼저 생각나기도 하지요. 그래서 어떤 사람들은 다이어트를 위해서 특별한 운동을 하기보다는 다이어트 보조제만을 먹는 경우도 많습니다.

그렇다면, 여기서 드는 의문 한 가지.

"왜 운동을 해야 하는가?"

운동을 하면 체중을 줄이면서 몸이 가벼워지기도 하지만 우리 몸에서 나오는 긍정적인 효과를 내는 부분은 더욱 다양하다고 자신 있게 말할 수 있습니다.

스포츠 재활 전문가인 저는 다년간 운동선수와 일반인들의 통증을 완화하기 위해 운동을 지도해왔습니다. 이 과정에서 정말 우리 주변에는 아픈 이들이 많다는 것을 다시 한 번 느끼게 됐지요.

이들에게는 부상 예방을 위한 운동이 꼭 필요하지만 거리 또는 경제적인 문제로 그 혜택을 누리지 못하고 있습니다. 저는 이들을 보면서 늘 안타까운 마음이 들었습니다. 한편으로는 집에 설령 폼롤러라든가 마사지볼, 매트가 준비돼 있어도 신체의 어느 부위가 아플 때 어떤 도구를 어떻게 활용하면서 운동해야 할지 몰라서 그냥 방치하는 경우도 많이 봤습니다.

저는 이들에게 집에서라도 통증을 쉽게 완화할 수 있도록 도움을 주고자 이 책을 기획하게 됐습니다.

아무쪼록 이 책에서 소개하는 운동들을 집에서 하루 5~15분 꾸준히 따라 하면서 우리가 쉽게 느낄 수 있는 다양한 통증에 적용하면서 누구나 아프지 않고 건강한 삶을 사는 데 조금이나마 도움이 되면 좋겠습니다.

※ 이 도서의 국립중앙도서관 출판예정도서목록(CIP)은 서지정보유통지원시스템 홈페이지(http://seoji.nl.go.kr) 와 국가자료공동목록시스템(http://www.nl.go.kr/kolisnet)에서 이용하실 수 있습니다. (CIP제어번호: CIP2018031885)

마침내,
통증 잡다

초판 1쇄 인쇄 2018년 10월 20일
초판 1쇄 발행 2018년 10월 25일

지 은 이 심규화
펴 낸 이 권기대
펴 낸 곳 베가북스
총괄이사 배혜진
편   집 김영명
디 자 인 김영수
마 케 팅 황명석, 하유빈

출판등록 2004년 9월 22일 제2015-000046호
주소 (07269) 서울특별시 영등포구 양산로3길 9, 2층 201호
주문 및 문의 전화 02)322-7241 팩스 02)322-7242

ISBN 979-11-86137-78-9

원고 투고 또는 문의사항은 info@vegabooks.co.kr로 보내주시기 바랍니다.
홈페이지 www.vegabooks.co.kr 블로그 http://blog.naver.com/vegabooks.do
트위터 @Vega_event 인스타그램 vegabooks 이메일 vegabooks@naver.com